C.H.BECK WISSEN

in der Beck'schen Reihe

Spätestens wenn der Hausarzt nach einer Blutuntersuchung auf eine „bedenkliche Steigerung der Cholesterinwerte“ hinweist, beginnen wir uns Gedanken über diesen Bestandteil unseres Blutes zu machen. Den meisten ist zwar das Cholesterin bereits aus entsprechenden Berichten der Medien bekannt, was es jedoch im einzelnen mit diesem wichtigen Element unseres Stoffwechsels auf sich hat und welche Rolle es bei der Entstehung von Herz-Kreislauf-Erkrankungen spielt, bleibt dabei meistens unklar.

Dieses Buch erläutert die Grundlagen und Funktionen des Cholesterinstoffwechsels, erklärt, warum und auf welche Weise das Cholesterin eine so zentrale Rolle bei der Entstehung der gefürchteten Arterienverkalkung spielt und was sich für einen gesunden Cholesterinhaushalt tun läßt.

Dr. Ursel Wahrburg ist Ernährungswissenschaftlerin und leitet die Arbeitsgruppe *Klinische Diätetik* am Institut für Arterioskleroseforschung an der Universität Münster. Sie beschäftigt sich hauptsächlich mit der Erforschung der Zusammenhänge zwischen Ernährung, Stoffwechselstörungen und Arteriosklerose.

Dr. Gerd Assmann ist Professor für Klinische Chemie und Laboratoriumsmedizin und leitet das Institut für Arterioskleroseforschung sowie das Institut für Klinische Chemie und Laboratoriumsmedizin der Universität Münster. Neben zahlreichen Auszeichnungen ist er der derzeitige Präsident der *Deutschen Gesellschaft für Laboratoriumsmedizin*, Fellow des *Royal College of Physicians* sowie Vorsitzender der *International Task Force for Prevention of Coronary Heart Disease*. Die Erforschung der Arterioskleroseentstehung und des Fettstoffwechsels bilden die Schwerpunkte seiner wissenschaftlichen Tätigkeit.

Ursel Wahrburg
Gerd Assmann

CHOLESTERIN

Wozu wir es brauchen
und wann es krank macht

Verlag C. H. Beck

Mit 9 Abbildungen und 11 Tabellen

Die Deutsche Bibliothek – CIP-Einheitsaufnahme

Wahrburg, Ursel:
Cholesterin : wozu wir es brauchen und wann es krank macht / Ursel Wahrburg; Gerd Assmann. – Orig.-Ausg. – München : Beck, 1999
(C. H. Beck Wissen in der Beck'schen Reihe ; 2114)
ISBN 3 406 43314 6

Originalausgabe
ISBN 3 406 43314 6

Umschlagentwurf von Uwe Göbel, München

Gesamtherstellung: C. H. Beck'sche Buchdruckerei, Nördlingen
Gedruckt auf säurefreiem, alterungsbeständigem Papier
(hergestellt aus chlorfrei gebleichtem Zellstoff)
Printed in Germany

Inhalt

1. Physiologische Grundlagen

1.1 Chemischer Aufbau und Funktionen der Fette

Im Körper und in der Nahrung gibt es zahlreiche, chemisch sehr unterschiedlich aufgebaute Fette und fettartige Stoffe, die unter dem Oberbegriff *Lipide* zusammengefaßt werden. Sie lassen sich unterteilen in *einfache Lipide*, zu denen die Neutralfette (Triglyzeride) zählen, und *komplexe Lipide*, denen unter vielen anderen die Phospholipide (z.B. Lecithin), Steroide (z.B. Cholesterin), Lipochrome (z.B. Carotine) und die fettlöslichen Vitamine (Vitamin A, D, E, K) zuzuordnen sind. Ein gemeinsames Merkmal der Lipide ist ihre Löslichkeit in organischen Lösungsmitteln wie Benzin oder Benzol, während sie in Wasser größtenteils nicht löslich sind.

Im Hinblick auf Störungen des Fettstoffwechsels und die Entstehung von Herz-Kreislauf-Erkrankungen sind insbesondere Cholesterin und Triglyzeride von Bedeutung.

Cholesterin

Cholesterin gehört zur Stoffgruppe der Steroide, die aus sehr komplexen ringförmigen Kohlenwasserstoffverbindungen bestehen. Das Cholesterinmolekül besitzt eine alkoholische Gruppe (OH-Gruppe) und müßte dementsprechend – da nach der chemischen Nomenklatur alle Verbindungen mit einer OH-Gruppe die Endung „-ol" tragen – korrekterweise als „Cholesterol" bezeichnet werden. Dies setzt sich in der Wissenschaft auch mehr und mehr durch, im allgemeinen Sprachgebrauch ist aber nach wie vor von „Cholesterin" die Rede.

Die Gesamtmenge an Cholesterin im menschlichen Körper beträgt rund 130 bis 150 g. Es nimmt im Stoffwechsel von Mensch und Tier eine zentrale Stellung ein. Cholesterin ist ein unentbehrlicher Bestandteil aller Zellmembranen und folglich in jeder Körperzelle zu finden. Auch stellt es die Ausgangssubstanz für die Bildung der zahlreiche Vertreter umfassenden

Gruppe der Steroidhormone (u.a. Cortisol, Androgene, Östrogene) sowie des Vitamin D und der Gallensäuren dar.

Täglich wird etwa ein Gramm Cholesterin in Form von Gallensäuren ausgeschieden. Zur Aufrechterhaltung des Körperbestandes muß dementsprechend eine ebenso große Menge nachgeliefert werden. Normalerweise wird der weitaus größere Teil hiervon im Organismus selbst, hauptsächlich in der Leber, gebildet, der kleinere Teil entstammt der Nahrung. Enthält die Kost wenig Cholesterin, wird die körpereigene Bildung erhöht und umgekehrt.

Als ein typisches Produkt des tierischen Stoffwechsels findet sich Cholesterin in unterschiedlichen Mengen in allen tierischen Lebensmitteln. In Pflanzen findet keine nennenswerte Cholesterinbiosynthese statt, weshalb pflanzliche Lebensmittel cholesterinfrei sind.

Neutralfette (Triglyzeride)

In den Neutralfetten sind jeweils drei Moleküle Fettsäure („Tri-") mit einem Molekül des Alkohols Glycerin („-glyceride") durch eine sog. Esterbindung verknüpft. Fettsäuren bestehen aus einem Gerüst von Kohlenstoffatomen (C-Atome), die in unterschiedlicher Anzahl geradlinig aneinandergereiht sind und an deren Seitenarmen sich je ein Wasserstoffatom befindet sowie an einem Ende zwei Sauerstoffatome. Man unterscheidet die Fettsäuren nach ihrer Kettenlänge in *kurzkettige* (bis 4 C-Atome), *mittelkettige* (6–10 C-Atome) und *langkettige* (über 10 C-Atome) Fettsäuren, ferner nach dem Grad der Sättigung in *gesättigte, einfach ungesättigte* und *mehrfach ungesättigte Fettsäuren.*

Von einer gesättigten Fettsäure spricht man, wenn deren Kohlenstoffatome untereinander ausschließlich durch Einzelbindungen verknüpft sind und dadurch die größtmögliche Anzahl von Wasserstoffatomen binden, d.h., sie sind mit Wasserstoffatomen gesättigt. Fettsäuren, die eine oder mehrere Doppelbindungen (C = C) enthalten, werden als einfach ungesättigte (Monoensäuren) oder mehrfach ungesättigte Fettsäuren

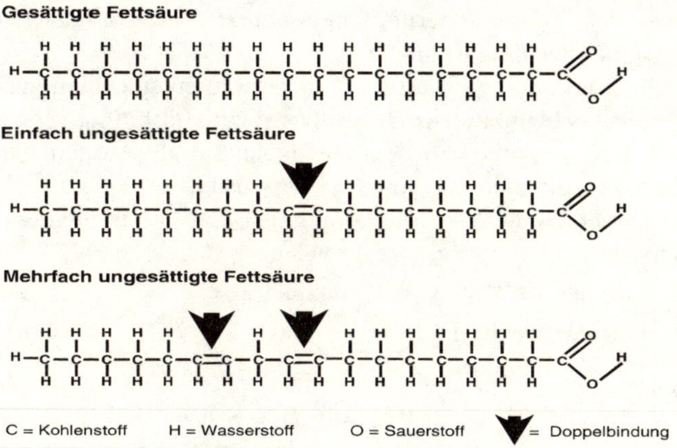

Abb. 1: Fettsäure-Moleküle

(Polyensäuren) bezeichnet, da sie hinsichtlich ihrer Wasserstoffatomzahl nicht gesättigt sind (s. Abb. 1).

Gesättigte und einfach ungesättigte Fettsäuren können vom Organismus selbst gebildet werden, so daß er nicht auf ihre Zufuhr mit der Nahrung angewiesen ist. Die wesentlichen Organe der Fettsäuresynthese sind Leber und Fettgewebe. Die mehrfach ungesättigten Fettsäuren hingegen zählen zu den *essentiellen Nährstoffen*, d.h., sie sind zum einen unentbehrlich für den Organismus, zum anderen können sie aber nicht in Eigenleistung gebildet, sondern müssen mit der Nahrung aufgenommen werden. Bei den Polyensäuren werden zwei Familien unterschieden, die sog. *omega(ω)-3-* und *omega(ω)*-6-Fettsäuren, die beide für den Menschen essentiell sind.

Triglyzeride bilden mit über 95 % den Hauptbestandteil der Körper- und Nahrungsfette. Beide unterscheiden sich erheblich in ihrer Fettsäurezusammensetzung und haben unterschiedliche Funktionen im Organismus zu erfüllen. Nahrungsfette sind konzentrierte Energielieferanten (1 g Fett liefert ca. 9 kcal bzw. 39 kJ) und Träger der essentiellen Fettsäuren sowie der fettlöslichen Vitamine A, D, E und K. Körperfett stellt als Depotfett die wichtigste Energiereserve des Körpers dar, dient der Wärmeisolierung und schützt innere Organe vor mechanischer Einwirkung.

Die Funktionen der essentiellen Fettsäuren sind mannigfaltig und bis heute im einzelnen noch nicht vollständig verstanden. Eine besondere Bedeutung haben sie als Ausgangssubstanz für die Bildung von Gewebshormonen (Eicosanoide), die bei Entzündungs-, Blutgerinnungs- und immunologischen Prozessen eine wichtige Rolle spielen.

1.2 Fettstoffwechsel

Bevor die mit der Nahrung aufgenommenen Fette für den Körper verwertbar werden, muß zunächst die Verdauung erfolgen: Die zerkaute und durch den Speichel breiförmig gewordene Nahrung gelangt in den Magen und anschließend in den Dünndarm. Erst hier findet die eigentliche Fettverdauung statt. Der Speisebrei wird mit Gallensäuren und Verdauungsenzymen vermischt. Erstere sorgen für die Verteilung des Fettes in kleinste Tröpfchen (Emulgierung), so daß die fettspaltenden Enzyme (Lipasen) leichter einwirken können. Durch die Wirkung der Enzyme werden die Fettmoleküle stufenweise in Glycerin und Fettsäuren zerlegt. Die kleinen Fettbausteine können nun resorbiert, d.h. aus dem Darminneren über die Zellen der Dünndarmwand in die Blutbahn aufgenommen werden.

Bereits in der Dünndarmschleimhaut werden aus den Bruchstücken wieder komplette Triglyzeride aufgebaut, die dann ebenso wie das Cholesterin aus der Nahrung mittels eines speziellen Transportsystems weiterbefördert werden.

Da die Lipide wasserunlöslich sind, können sie im wässrigen Blutplasma nur transportiert werden, wenn sie von einer wasserlöslichen Hülle aus Eiweiß (Protein) umgeben sind. Diese Proteine werden als *Apolipoproteine* bezeichnet und mit Großbuchstaben benannt (z.B. Apolipoprotein B, abgekürzt Apo B). Sie vermitteln nicht nur die Löslichkeit der Fette, sondern erfüllen auch verschiedene wichtige Funktionen im Fettstoffwechsel.

Die Fett-Eiweiß-Verbindungen nennt man *Lipoproteine.* Von diesen Lipoproteinen gibt es vier Hauptformen, die sich in ihrem Gehalt an den verschiedenen Lipiden und Apolipoproteinen unterscheiden: *Chylomikronen*, Lipoproteine sehr geringer Dichte, Lipoproteine geringer Dichte und Lipoproteine hoher Dichte (s. Abb. 2). Die letzteren drei werden üblicherweise mit Abkürzungen bezeichnet, die sich aus ihrer englischen Bezeichnung herleiten: *VLDL* (very low density lipoproteins), *LDL* (low density lipoproteins) und *HDL* (high density lipoproteins). Mit speziellen Untersuchungsmethoden lassen sich Art und Menge der Lipoproteine im Blut nachweisen.

Chylomikronen, VLDL, LDL und HDL werden an verschiedenen Orten im Körper gebildet und erfüllen unterschiedliche Aufgaben beim Transport der Lipide im Blutplasma. Man unterscheidet:

- Transport von Nahrungsfetten und -cholesterin (exogene Lipide);
- Transport der körpereigenen Lipide (endogene Lipide);
- Cholesterin-Rücktransport (reverser Cholesterintransport).

Transport von Nahrungsfetten und -cholesterin

In der Darmschleimhaut werden aus Triglyzeriden und Cholesterin der Nahrung sowie aus verschiedenen Apolipoproteinen *Chylomikronen* gebildet, die größtenteils aus Triglyzeriden bestehen (s. Abb. 2). Die Chylomikronen werden in die Lymphe abgegeben und gelangen in den Blutkreislauf. In den kleinen Blutgefäßen (Blutkapillaren) der Muskulatur und des Fettgewebes werden die Triglyzeride der Chylomikronen durch die Einwirkung eines fettspaltenden Enzyms, der sog. *Lipoproteinlipase*, abgespalten und entweder im Fettgewebe gespeichert oder in der Muskulatur zur Energiegewinnung verwendet. Die verbleibenden Reste, sog. *Remnants*, werden zur Leber befördert und dort weiter verstoffwechselt (s. Abb. 3).

Der Abbau der Chylomikronen verläuft sehr rasch, so daß sie normalerweise nur nach einer fettreichen Mahlzeit im Blut

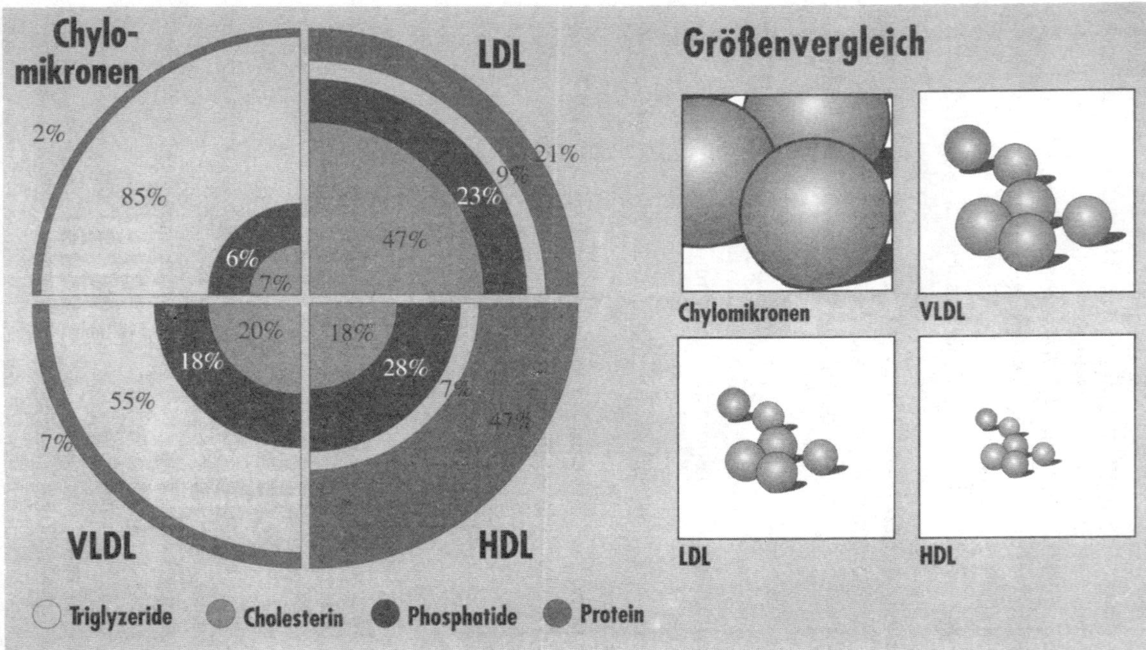

Abb. 2: Zusammensetzung und Größe der Lipoproteine

nachweisbar sind und nicht im nüchternen Zustand. Das Vorhandensein von Chylomikronen im Blutserum nüchterner Personen bedeutet eine Störung des Fettstoffwechsels (s. Kap. 2.1.2).

Transport körpereigener Lipide

Wie erläutert, kann der Organismus – mit Ausnahme der essentiellen Fettsäuren – eigene Fettsäuren und Triglyzeride sowie Cholesterin produzieren. Dies geschieht hauptsächlich in der Leber. Von dort aus erfolgt der Transport im Blut zu den Organen, die die Lipide benötigen. Als Transporteur dienen in diesem Fall *Very-low-density-Lipoproteine*. Vergleichbar den Chylomikronen werden auch bei den VLDL zunächst durch die Einwirkung fettspaltender Enzyme die Triglyzeride abgespalten (Lipolyse). Es bleiben kleinere und nunmehr cholesterinreiche Partikel übrig, die *Low-density-Lipoproteine* (LDL) (s. Abb. 3). Sie transportieren etwa 60–70 % des gesamten im Blut befindlichen Cholesterins. Die Aufnahme des LDL-Cholesterins in die Zellen geschieht zum größten Teil mit Hilfe eines speziellen Mechanismus, den sog. *LDL-Rezeptoren*. Sie sorgen dafür, daß die LDL-Partikel an der Zelloberfläche gebunden und anschließend in die Körperzellen aufgenommen werden, wo das Cholesterin freigesetzt wird.

Die Aktivität der LDL-Rezeptoren und damit auch die Aufnahmekapazität der Zellen für LDL-Cholesterin wird durch sensible Regulationsmechanismen gesteuert. Befindet sich wenig Cholesterin in den Zellen, so bewirkt dies eine hohe Aktivität der LDL-Rezeptoren, während bei einem hohen Cholesteringehalt ihre Aktivität herunterreguliert und so die Cholesterinaufnahme eingeschränkt wird. Dieses Steuerungssystem dient dem Schutz der Zellen vor einer Cholesterinüberladung.

Bei verschiedenen Fettstoffwechselstörungen ist die Zahl der LDL-Rezeptoren vermindert oder ihre Funktion gestört, so daß die LDL nicht ausreichend in die Zellen aufgenommen werden können, sondern weiter im Blut zirkulieren. Es kommt

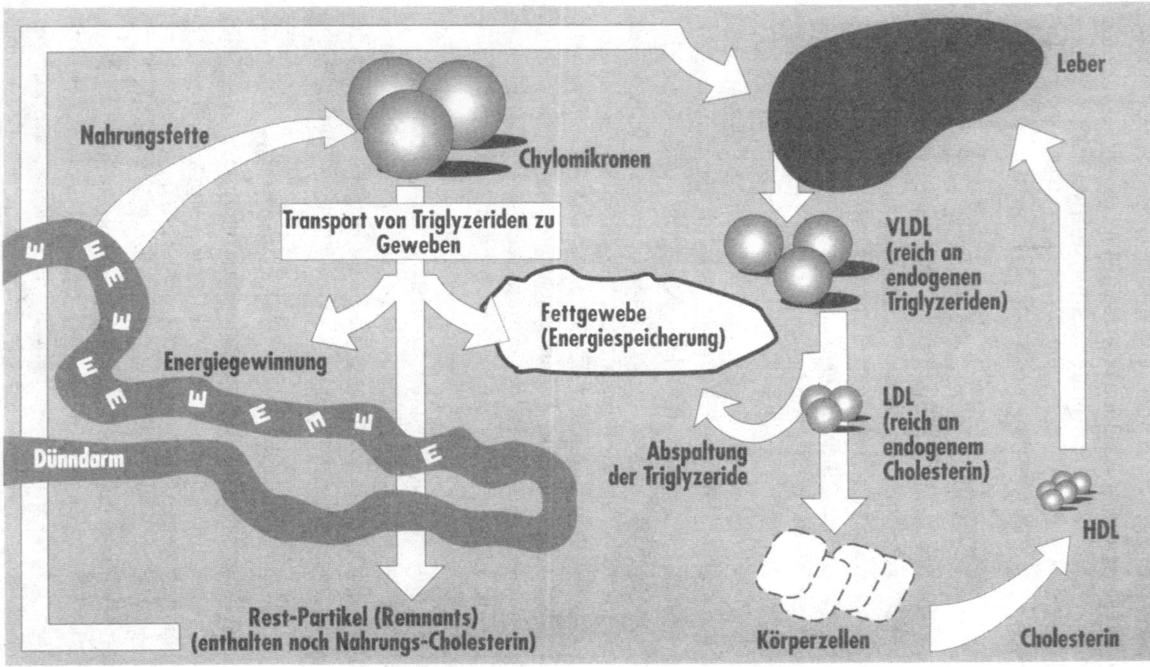

Abb. 3: Schematische Darstellung des Fettstoffwechsels

zu einem Anstieg der LDL-Cholesterinkonzentration. Unter bestimmten Bedingungen kann das überschüssige Cholesterin dann in der Arterienwand abgelagert werden. Diese Cholesterinablagerungen spielen bei der Entstehung einer Arteriosklerose eine wesentliche Rolle (s. Kap 3.1 und 3.2).

Cholesterin-Rücktransport

Die Leber ist das einzige Organ, über das Cholesterin entweder direkt oder nach dem Umbau zu Gallensäuren mittels Gallenflüssigkeit in den Darm ausgeschieden werden kann. Überschüssiges Cholesterin aus den Körperzellen muß deshalb zur Leber transportiert werden. In diesem als *reverser Cholesterintransport* bezeichneten Weg nehmen die *High-density-Lipoproteine* (HDL) eine Schlüsselstellung ein. Sie transportieren normalerweise 20–30 % des Gesamtcholesterins. Cholesterinarme Vorstufen der HDL stammen aus dem Darm, der Leber oder aus dem Abbau von Chylomikronen. Diese HDL-Vorstufen nehmen aus den Zellen Cholesterin auf, und es entstehen HDL-Partikel. Von den HDL wird das Cholesterin dann durch verschiedene Mechanismen in die Leber aufgenommen.

HDL fördern also die Entfernung von Cholesterin aus dem Körper und üben damit eine gewisse Schutzfunktion aus.

2. Ursachen und Diagnose von Fettstoffwechselstörungen

2.1 Formen und Ursachen

Der kurze Überblick über den Lipidstoffwechsel läßt erkennen, wie komplex und wechselseitig beeinflußbar die ablaufenden Prozesse sind und daß zahlreiche Steuer- und Regulationsmechanismen beteiligt sein müssen, um den Stoffwechsel in geregeltem Gang zu halten. Dementsprechend ist es verständlich, daß der Fettstoffwechsel sehr störungsanfällig ist und ganz unterschiedliche Störungen auftreten können. Als erstes meßbares Zeichen einer Fettstoffwechselstörung kommt es zu einem Anstieg der Konzentration an Lipiden im Blut, zu einer *Hyperlipidämie*. Dabei unterscheidet man grundsätzlich *primäre* und *sekundäre* Hyperlipidämien.

2.1.1 Sekundäre Hyperlipidämien

Eine *sekundäre* Hyperlipidämie liegt immer dann vor, wenn es als Folge verschiedener Erkrankungen oder nach der Einnahme bestimmter Medikamente zu einem Anstieg der Blutfette kommt. Die häufigsten Ursachen für sekundäre Hyperlipidämien sind Diabetes mellitus, Schilddrüsenunterfunktion, bestimmte Nierenerkrankungen und Medikamente (s. Tab. 1). Wenn die Grunderkrankung erfolgreich behandelt oder das betreffende Medikament abgesetzt wird, normalisieren sich in der Mehrzahl der Fälle auch die Lipidwerte wieder.

Sekundäre Hyperlipidämien liegen nur bei dem vergleichsweise kleineren Teil aller Patienten mit Fettstoffwechselstörungen vor. Im Einzelfall sollte jedoch immer die Möglichkeit einer sekundären Hyperlipidämie geprüft werden. Dies kann durch entsprechende Laboruntersuchungen geschehen, bei denen Schilddrüsenwerte, Leberenzyme, Blutglucose und Nierenwerte gemessen werden.

Tab. 1: Sekundäre Hyperlipidämien

Wichtige Ursachen für sekundäre Hyperlipidämien	Häufigste Veränderung der Blutfette
Übergewicht	Cholesterin ↑, Triglyzeride ↑
Diabetes mellitus	Triglyzeride ↑
Alkoholmißbrauch	Triglyzeride ↑
Schilddrüsenunterfunktion	Cholesterin ↑
Chronische Niereninsuffizienz	Triglyzeride ↑
Nephrotisches Syndrom	Cholesterin ↑, Triglyzeride ↑
Bulimie	Triglyzeride ↑
Magersucht	Cholesterin ↑
Medikamente (z. B. Diuretica, orale Kontrazeptiva, Anabolica, Kortikosteroide)	Triglyzeride ↑ und/oder Cholesterin ↑

2.1.2 Primäre Hyperlipidämien

Primäre Hyperlipidämien sind erblich (genetisch) bedingt. Ihnen liegen sehr unterschiedliche Störungen zugrunde. So können bestimmte Apolipoproteine oder Enzyme des Fettstoffwechsels verändert und nicht mehr funktionsfähig sein; Mechanismen zur Aufnahme der Lipide in die Zellen können gestört sein oder gänzlich fehlen.

Die Höhe des Blutfettgehaltes wird jedoch nicht ausschließlich durch Erbfaktoren bestimmt, sondern von verschiedenen äußeren Faktoren wesentlich mit beeinflußt. Unter diesen spielen Ernährungseinflüsse die zentrale Rolle. Die Mehrzahl der Hyperlipidämien resultiert aus einer Kombination von erblicher Veranlagung und ungünstigen Ernährungsfaktoren.

Es gibt drei grundsätzliche Möglichkeiten von Hyperlipidämien: Entweder ist nur der Cholesteringehalt erhöht, dann spricht man von *Hypercholesterinämie*, oder nur die Triglyzeride liegen in erhöhter Konzentration vor (*Hypertriglyzeridämie*), oder aber sowohl Cholesterin als auch Triglyzeride werden in zu hohen Konzentrationen im Blutserum gemessen. Letzteres wird als *kombinierte* oder *gemischte Hyperlipidämie* bezeichnet. Die häufigsten Ursachen der verschiedenen Hyperlipidämien dieser drei Gruppen werden nachfolgend kurz vorgestellt.

Hypercholesterinämien

Gewöhnliche (polygene) Hypercholesterinämie. Die bei weitem häufigste Ursache erhöhter Cholesterinwerte ist die sog. *gewöhnliche* oder *polygene Hypercholesterinämie*. Ihr liegen mehrere genetisch bedingte Störungen in der Fettstoffwechselregulation zugrunde, die bis heute noch nicht alle genau bekannt sind. Wenngleich die einzelnen Defekte nur wenig zur Cholesterinerhöhung beitragen, so führt ihr Zusammenwirken, insbesondere in Verbindung mit ungünstigen Ernährungs- und anderen äußeren Einflüssen wie Übergewicht, zu einer erhöhten Cholesterinkonzentration. Die gemessenen Gesamtcholesterinwerte liegen zumeist über 200 und unter 300 mg/dl.

Die Diagnose der polygenen Hypercholesterinämie kann nur als Ausschlußdiagnose erfolgen, d.h., da kein einzelner genetischer Defekt zugrunde liegt, der bestimmbar wäre, müssen sekundäre und andere primäre Ursachen ausgeschlossen werden. Ist dies geschehen und wird bei mehrfachen Lipidmessungen ein LDL-Cholesteringehalt über 175 mg/dl gemessen, ist von einer polygenen Hypercholesterinämie auszugehen. Bei der Mehrzahl der Patienten treten keine klinischen Symptome auf.

Familiäre Hypercholesterinämie. Von *familiärer Hypercholesterinämie* spricht man, wenn ein erblich bedingter Defekt des LDL-Rezeptors die Ursache für die hochgradige Erhöhung des Serumcholesterins ist. LDL-Rezeptoren sind wie beschrieben für die Aufnahme des Cholesterins aus dem Blut in die Zellen verantwortlich. Durch die genetischen Veränderungen können entweder keine bzw. nur wenige LDL-Rezeptoren gebildet werden, oder sie sind aufgrund eines „Konstruktionsfehlers" nicht funktionsfähig. Im Durchschnitt ist von 500 Menschen einer von der familiären Hypercholesterinämie betroffen, die mit Cholesterinwerten über 300 mg/dl, in Einzelfällen sogar bis 1000 mg/dl einhergeht. Die Erkrankung wird dominant vererbt, d.h., selbst wenn sie nur bei einem Elternteil besteht, beträgt die Wahrscheinlichkeit 50%, daß die Stoffwechselstörung auch bei den Kindern auftritt. Dies läßt sich bereits unmittelbar nach der Geburt aus dem Nabelschnurblut des Neugeborenen feststellen.

Bei vielen Patienten mit familiärer Hypercholesterinämie kommt es im Erwachsenenalter zur Ausbildung von sog. *Xanthomen*, das sind gelbliche Knoten an der Haut, die durch Ablagerungen des überschüssigen Cholesterins entstehen. Sie treten bevorzugt an Händen, Ellbogen und Knien auf. Außerdem können Cholesterinablagerungen im Bereich der Hornhaut des Auges sowie gelblich fleckenförmige Verfärbungen am Augenwinkel entstehen. Im Hinblick auf die Entstehung einer Arteriosklerose sind Patienten mit familiärer Hypercholesterinämie besonders gefährdet, und vielfach kommt es schon in jungen Jahren zur Entwicklung einer koronaren Herzkrankheit. Das Fehlen oder der Defekt des LDL-Rezeptors kann heute mittels einer aufwendigen Laboranalyse nachgewiesen und damit die familiäre Hypercholesterinämie eindeutig diagnostiziert werden.

Hypertriglyzeridämien

Leicht bis mäßig erhöhte Serumtriglyzeride (200 bis 500 mg/dl) finden sich häufig und lassen sich zumeist bei Diabetes mellitus, Übergewicht oder übermäßigem Alkoholkonsum beobachten (s. Kap. 4.1 und 4.9). Ob und welche erblichen Störungen hier zusätzlich vorliegen, ist im einzelnen nicht geklärt.

Familiäre Hypertriglyzeridämie. Bei massiv erhöhten Triglyzeridkonzentrationen von über 1000 mg/dl, die zumeist einhergehen mit niedrigen HDL-Cholesterinwerten, liegt in der Regel die erblich bedingte *familiäre Hypertriglyzeridämie* zugrunde. Ihr genauer genetischer Defekt ist bis heute nicht identifiziert. Sie äußert sich in besonders schwerer Form in Verbindung mit den oben genannten sekundären Faktoren.

Eine klinische Komplikation bei schwerer Hypertriglyzeridämie ist häufig das Auftreten von Entzündungen der Bauchspeicheldrüse (Pankreatitis).

Chylomikronämie. Bei der Chylomikronämie handelt es sich um eine sehr seltene vererbte Fettstoffwechselstörung, die ebenfalls durch massiv erhöhte Triglyzeride (1000 bis mehrere Tausend mg/dl) charakterisiert ist. Hierbei können die Chylomikronen, die zum Transport der mit der Nahrung aufgenommenen Triglyzeride dienen, nicht normal verstoffwechselt werden. Der normalerweise rasche Abbau der Chylomikronen (s. Kap. 1.2) kann nur sehr begrenzt erfolgen, und die triglyzeridreichen Chylomikronen sind im Gegensatz zum Normalzustand auch noch im Nüchternblut vorhanden und im Labor nachweisbar.

Häufig kommt diese Erkrankung bereits im Kindesalter zum Ausbruch. Es treten die bereits beschriebenen Xanthome an der Haut auf. Die Patienten leiden vielfach unter wiederkehrenden Oberbauchschmerzen, zuweilen mit akuten Schmerzattacken. Des weiteren finden sich nicht selten eine vergrößerte Milz und Leber sowie eine akute Entzündung der Bauchspeicheldrüse.

Neben der genetisch bedingten Chylomikronämie gibt es auch sekundäre Formen der Chylomikronämien, bei denen dann zusätzlich das Serumcholesterin stark erhöht ist. Sie können auftreten bei Diabetes mellitus, Alkoholexzessen, Tumoren oder akuten Entzündungen. In vielen Fällen sind bei diesen Patienten gleichzeitig geringgradige genetische Defekte vorhanden, die jedoch allein nicht ausreichend sind, um zur Ausprägung des Krankheitsbildes zu führen.

Kombinierte (gemischte) Hyperlipidämien

Verschiedenartige erbliche Störungen können ausschlaggebend sein, wenn es zu einer gleichzeitigen Erhöhung von Serumcholesterin und -triglyzeriden kommt, d.h. zu einer *kombinierten* oder *gemischten Hyperlipidämie.* Die Einzelheiten über die defekten Mechanismen sind zum Teil noch ungeklärt. Je nachdem, welche Störung oder Kombination von Störungen im Einzelfall vorliegt, können die Blutfette sehr unterschiedliche Verteilungen haben. Beispielsweise kann der Cholesteringehalt sehr stark und der Triglyzeridgehalt nur mäßig erhöht sein oder umgekehrt. Auch können beide Werte hochgradig oder nur geringfügig gesteigert sein, und das Muster der Lipiderhöhungen kann im Laufe der Zeit wechseln. Entsprechend unterschiedlich sind demzufolge im Einzelfall die klinischen Symptome, die als Folge der jeweiligen Fettstoffwechselstörungen entstehen. Auch das Risiko für Herz-Kreislauf-Erkrankungen ist in unterschiedlichem Maße erhöht (s. Kap. 3).

Nur eine umfassende ärztliche und laborchemische Untersuchung kann eindeutig klären, welche Form der kombinierten Hyperlipidämie jeweils besteht. Dabei ist es vielfach erforderlich, auch nahe Familienmitglieder der Patienten (Eltern, Geschwister oder Kinder) zu untersuchen, um eine exakte Diagnose zu erhalten, die die Voraussetzung für eine erfolgreiche Therapie ist.

2.2 Laboruntersuchungen

Die Konzentration an Blutfetten wird bestimmt im Blutplasma oder Blutserum. Von einer aus der Vene entnommenen Blutprobe werden zunächst durch Zentrifugation die Blutkörperchen abgetrennt, und es wird entweder Blutplasma oder -serum gewonnen. Letzteres erhält man, wenn aus dem Plasma auch das *Fibrinogen*, ein notwendiger Faktor bei der Blutgerinnung, entfernt wird. Blutserum kann demzufolge nicht mehr gerinnen. Die Lipide können grundsätzlich aus Plasma oder Serum bestimmt werden, daher spricht man im allgemeinen Sprachgebrauch synonym sowohl von „Serumlipiden“ als auch von „Plasmalipiden“. Die Plasmalipidkonzentrationen liegen etwa 4 % unter den entsprechenden Serumwerten, deshalb ist es beim Vergleich von Werten wichtig, daß immer die gleiche Probenart gewählt wird.

Die Lipidwerte werden üblicherweise aus Proben bestimmt,

die nach einer über Nacht eingehaltenen Nahrungskarenz entnommen werden. Erforderlich ist eine Analyse aus dem sog. *Nüchternblut* aber lediglich für die Triglyzeride, nicht für Cholesterin und HDL-Cholesterin.

Das übliche Untersuchungsprogramm zur Diagnose einer Fettstoffwechselstörung umfaßt die Messung der Konzentration von Gesamtcholesterin, Triglyzeriden und HDL-Cholesterin. Beziffert werden die Konzentrationen in mg/dl oder seltener in mmol/l[1]. Mit Hilfe dieser Werte läßt sich der Gehalt an LDL-Cholesterin rechnerisch, und zwar mit der sog. *Friedewald-Formel*, ermitteln:

LDL-Cholesterin (in mg/dl) = Gesamtcholesterin – Triglyzeride/5 – HDL-Cholesterin.

Dieses Verfahren liefert zuverlässige Ergebnisse und erspart eine analytische Bestimmung des LDL-Cholesterins, die sehr aufwendig ist. Allerdings ist die Friedewald-Formel nur anwendbar, wenn der Serumtriglyzeridgehalt unter 400 mg/dl liegt. Bei höheren Triglyzeridkonzentrationen muß auch der LDL-Cholesteringehalt chemisch analysiert werden.

Gesamt- und HDL-Cholesterin sowie die Triglyzeride lassen sich seit kurzem mit Hilfe sog. trockenchemischer Verfahren auch aus Kapillarblutproben (z. B. aus der Fingerbeere) analysieren. Diese Verfahren sind leicht, schnell und kostengünstig durchzuführen und werden in Zukunft die Diagnose und Therapiekontrolle von Fettstoffwechselstörungen vereinfachen.

Immer wenn vom „Cholesteringehalt des Blutes" die Rede ist, so ist damit die Gesamtmenge des im Blut zirkulierenden Cholesterins gemeint, also die Summe des mit allen Lipoproteinen transportierten Cholesterins. Der *Cholesteringehalt* läßt aber keine Aussage darüber zu, wie sich das Cholesterin auf die einzelnen Lipoproteine, insbesondere auf LDL- und HDL-Partikel, aufteilt. Gerade diese Aufteilung des Gesamt-

1 Umrechnung von mg/dl in mmol/ oder umgekehrt:
– für Cholesterin: 1 mg/dl = 0,026 mmol/l bzw. 1 mmol/l = 38,67 mg/dl;
– für Triglyzeride: 1 mg/dl = 0,011 mmol/l bzw. 1 mmol/l = 88,57 mg/dl.

cholesterins aber ist von entscheidender Bedeutung im Hinblick auf das Risiko für Herz-Kreislauf-Erkrankungen. So ist es unbestritten, daß ein aufgrund hoher LDL-Cholesterinwerte erhöhter Cholesterinspiegel einer der wichtigsten Risikofaktoren für die Entstehung arteriosklerotischer Herzerkrankungen ist, während ein hoher HDL-Cholesteringehalt eine Schutzfunktion ausübt (s. Kap. 3.2). Aber nicht nur im Hinblick auf die Risikoeinschätzung ist die Bestimmung von Gesamt-, LDL- und HDL-Cholesteringehalt notwendig, sondern ebenso für eine exakte Diagnose der verschiedenen Fettstoffwechselstörungen und zur Beurteilung der Wirksamkeit von Therapiemaßnahmen.

Die Plasmalipid- und Lipoproteinwerte weisen auch bei gesunden Menschen von Tag zu Tag beachtliche physiologische Schwankungen auf, so daß mindestens zwei Blutfettanalysen durchgeführt werden sollten, bevor die Diagnose einer Hyperlipidämie gestellt wird.

Neben der Bestimmung von Gesamtcholesterin, Triglyzeriden, HDL-Cholesterin und LDL-Cholesterin als Grundgerüst der Lipidstoffwechseldiagnostik gibt es zahlreiche andere Meßgrößen (Parameter) des Fettstoffwechsels, die mit biochemischen, zellbiologischen und molekulargenetischen Verfahren analysierbar sind. Sie sind bedeutsam zur spezifischen Diagnose der verschiedenen Formen von Hyperlipidämien. Zu diesen Parametern zählen Apolipoproteine, Enzyme des Fettstoffwechsels oder Rezeptoren. Ihre Bestimmung erfordert jedoch technisch aufwendige Verfahren, die nicht im Routinelabor, sondern nur in darauf spezialisierten Zentren durchgeführt werden können.

3. Fettstoffwechselstörungen als Risikofaktor für Herz- und Kreislauf-Erkrankungen

Ursache der meisten Herz-Kreislauf-Erkrankungen ist eine Arteriosklerose[1], ein komplizierter und langjähriger Krankheitsprozeß, an dessen Entstehung zahlreiche Faktoren mit beteiligt sind. Von großer Bedeutung sind dabei die sog. *Risikofaktoren*. Hierunter versteht man krankhafte Zustände wie Fettstoffwechselstörungen, Bluthochdruck (Hypertonie) und Diabetes sowie bestimmte verhaltensbedingte Merkmale wie Zigarettenrauchen, Übergewicht und Bewegungsmangel, die das Risiko für spätere Herz-Kreislauf-Erkrankungen vergrößern. Liegen gleichzeitig mehrere Risikofaktoren vor, steigt das Risiko extrem steil an. Unter den Risikofaktoren spielen Fettstoffwechselstörungen eine zentrale Rolle. Wie in den nachfolgenden Kapiteln erläutert wird, ist heute unstrittig, daß die Hypercholesterinämie in einem ursächlichen Zusammenhang mit der Entstehung und dem Fortschreiten der Arteriosklerose steht.

3.1 Arteriosklerose und ihre Folgen

Die Arteriosklerose ist die wichtigste und häufigste krankhafte Veränderung der Arterien. Es handelt sich um verschiedenartige Veränderungen der inneren Arterienwand, die mit Fettablagerungen, vor allem von Cholesterin, Zell- und Bindegewebswucherungen, Entzündungsprozessen und Verkalkungen einhergehen. Diese führen zu Verhärtungen und Verdickungen der Arterienwand sowie zur Verengung des Gefäßdurchmessers. Trotz jahrzehntelanger intensiver Forschung ist die Entstehung der Arteriosklerose (Atherogenese) bis heute nicht vollständig verstanden.

Nach derzeitigem Kenntnisstand findet, vereinfacht dargestellt, folgendes Geschehen statt: Bei einer gesunden Arterie

1 Synonym wird auch zuweilen die Bezeichnung *Atherosklerose* verwendet.

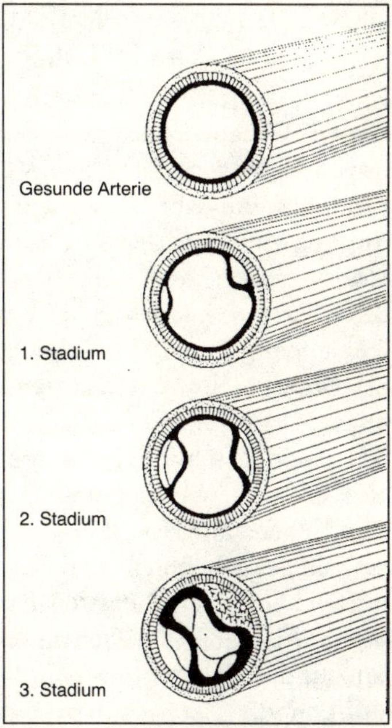

Abb. 4: Prozeß der Arterioskleroseentstehung

umgeben drei Wandschichten einen kreisrunden Innenraum (s. Abb. 4). Die Prozesse, die zur Arteriosklerose führen, beginnen mit kaum merklichen Veränderungen an der inneren Wandschicht, einer der ersten Schritte ist dabei die Anhäufung von Lipiden und Lipoproteinen, vor allem Cholesterin, in der Arterieninnenwand. Es entstehen sog. Fettstreifen. Die ursprünglich glatte Innenwand der Gefäße wird uneben. Dadurch wird eine weitere Ablagerung auch anderer Blutbestandteile gefördert. In der Gefäßwand selbst kommt es zu entzündlichen Prozessen und zu wucherungsartigen Veränderungen, die zu einer fortschreitenden Verengung des Gefäßdurchmessers führen. Ursache für einen völligen Gefäßverschluß ist häufig ein Blutpfropf, der durch die Zusammenballung von Blutplättchen in dem betroffenen Gefäß entsteht (Thrombose).

Diese arteriosklerotischen Prozesse verlaufen zunächst langsam, über Jahre oder Jahrzehnte, ohne den Betroffenen Beschwerden zu verursachen. Aber durch die zunehmende Gefäßverengung wird der Blutdurchfluß und demzufolge die Sauerstoffzufuhr zu den durch die betroffenen Arterien versorgten Organen oder Geweben vermindert. Bei einer nur geringen Gefäßverengung reicht die Durchblutung noch aus, um zumindest im Ruhezustand eine ausreichende Sauerstoffversorgung zu gewährleisten. Mit der Zeit und zunehmender Arteriosklerose jedoch führt der andauernde Sauerstoffmangel, zunächst vor allem bei körperlicher Anstrengung, zu klinischen Symptomen. Eine solch drastische Verringerung oder gar Unterbrechung der Durchblutung führt zur Blutleere einzelner Organteile, zu einer *Ischämie*. Bei vollständigem Gefäßverschluß schließlich kommt es zum Absterben von Gewebe (Nekrose), welches ohne Blut- und Sauerstoffzufuhr nicht mehr lebensfähig ist. Je nachdem, welche Gefäße von der Arteriosklerose befallen sind, können verschiedene Organe betroffen sein. Die häufigsten Folgen der Arteriosklerose zeigen sich am Herzen, am Gehirn und an den Gliedmaßen, besonders an den Beinen.

Wenn die Arteriosklerose das arterielle Gefäßsystem des Herzens (Koronararterien) betrifft, liegt eine *koronare Herzkrankheit* (*KHK*) vor, man spricht auch von ischämischer Herzkrankheit. Sie verläuft bei vielen Patienten lange ohne Symptome. Wenn Beschwerden auftreten, ist das typische Symptom aller Herzdurchblutungsstörungen die *Angina pectoris*, ein Herzschmerz, der in Art und Intensität sehr unterschiedlich sein kann. Ein Herzinfarkt (Myokardinfarkt) tritt durch den völligen Verschluß einer Koronararterie ein, er ist also praktisch die schwerwiegendste Ausprägung der koronaren Herzkrankheit. Arteriosklerotische Veränderungen an Gefäßen, welche das Gehirn versorgen, können zu einem Hirninfarkt (Schlaganfall) führen. Die klinischen Folgen einer Arteriosklerose im Beinbereich bezeichnet man als *periphere arterielle Verschlußkrankheit*.

Arteriosklerotische Herz-Kreislauf-Erkrankungen sind nach wie vor die häufigste Todesursache in den westlichen Industrieländern. In Deutschland ist nahezu jeder zweite Todesfall darauf zurückzuführen. Unter den Herz-Kreislauf-Erkrankungen liegt die koronare Herzkrankheit an erster Stelle, ihr liegen etwa 30 % aller Todesfälle in Deutschland zugrunde. Entsprechend sind auch die Risikofaktoren besonders intensiv in ihrer Beziehung zur koronaren Herzkrankheit untersucht worden.

3.2 Hypercholesterinämie als Risikofaktor

Der Zusammenhang zwischen Plasmacholesterin und koronarer Herzkrankheit wurde zunächst in epidemiologischen Untersuchungen deutlich. Die Epidemiologie beschäftigt sich mit dem Auftreten und der Verteilung von Krankheiten in der Bevölkerung sowie mit der Untersuchung denkbarer Einflußfaktoren auf diese Krankheiten. Die mögliche Beziehung zwischen der Höhe des Cholesteringehaltes und dem Auftreten von koronarer Herzkrankheit wurde in zahlreichen Studien untersucht. Es zeigte sich, daß mit steigendem Cholesterinspiegel das Risiko für koronare Herzerkrankung (KHK-Risiko) deutlich und stetig ansteigt, und zwar unabhängig davon, ob gleichzeitig noch weitere Risikofaktoren vorliegen oder nicht.

Als ein Beispiel für die vielen epidemiologischen Studien sei die amerikanische *Framingham Heart Study* erwähnt. Sie zeigte, daß das Risiko, innerhalb von fünf Jahren einen Herzinfarkt zu erleiden, bei Männern und Frauen mit Gesamtcholesterinwerten über 300 mg/dl je nach Alter drei- bis fünfmal höher war als bei den Personen mit Cholesterinwerten von 200 mg/dl. Die epidemiologische Forschung hat aber auch zu der Erkenntnis geführt, daß nicht allein der Gesamtcholesteringehalt, sondern vor allem die Verteilung des Plasmacholesterins auf die Lipoproteine LDL und HDL, also die Anteile an LDL-Cholesterin und HDL-Cholesterin, bei der Risikobeurteilung bedeutsam ist. Ein erhöhter Cholesterinspiegel ist immer dann ein Risikofaktor, wenn er – wie in den meisten Fällen – durch hohe LDL-Cholesterinwerte bedingt ist.

Neben derartigen epidemiologischen Beobachtungsstudien bestätigen auch sog. *Interventionsstudien* die Bedeutung erhöhter Gesamt- und LDL-Cholesterinwerte als KHK-Risikofaktor. Bei einer Interventionsstudie wird versucht, in ausgewählten Bevölkerungsgruppen mit erhöhten Cholesterinwerten diese durch therapeutische Maßnahmen, entweder durch Diät, durch Medikamente oder eine Kombination verschiedener Maßnahmen zu senken. Im Vergleich zu einer Kontrollgruppe ohne oder mit einer weniger intensiven Therapie wird über einen mehrjährigen Zeitraum beobachtet, ob und wie sich die Raten an koronarer Herzkrankheit in den beiden Gruppen verändern. Wenn die Studien mit Personen durchgeführt werden, die zwar erhöhte Cholesterinwerte haben, bei denen aber bei Studienbeginn noch keine koronare Herzkrankheit aufgetreten ist, handelt es sich um eine Studie zur *Primärprävention.* Wenn bereits eine koronare Herzkrankheit besteht und es darum geht, ein Fortschreiten, d.h. ein erneutes klinisches koronares Ereignis (z. B. Herzinfarkt), zu vermeiden, spricht man von *Sekundärprävention.*

Bei den Studien zur Primärprävention führt die cholesterinsenkende Therapie fast ausnahmslos zu einer signifikanten Verminderung der Erkrankungs- und Todesraten an koronarer Herzkrankheit. Verallgemeinernd läßt sich ableiten, daß mit jeder Cholesterinsenkung um 1 % eine Reduzierung des KHK-Risikos um etwa 2–3 % einhergeht.

Eindrucksvolle Nachweise für den Nutzen einer Cholesterinsenkung lieferten des weiteren umfangreiche Studien mit Patienten, die bereits unter einer Herz-Kreislauf-Erkrankung litten, also Studien zur Sekundärprävention. Diese Patienten profitieren ganz besonders von einer intensiven lipidsenkenden Therapie, die zu einem teilweise drastischen Rückgang des KHK-Risikos führt. Während sich die Mehrzahl der Studien lediglich mit den Auswirkungen der Cholesterinsenkung auf Herzerkrankungen beschäftigte, wurde in einer neuen skandinavischen Studie (*Scandinavian Simvastatin Survival Study* oder „*4-S-Studie*") erstmals auch untersucht, wie die Gesamtsterblichkeit durch eine Cholesterinsenkung beeinflußt wird. Bei den 4444 männlichen und weiblichen Patienten (35–70 Jahre) mit koronarer Herzkrankheit konnte durch Medikamente der Gehalt an LDL-Cholesterin im Mittel um 35 % gesenkt werden. Nach sechsjähriger Beobachtungszeit waren sowohl die KHK-Erkrankungs- und Sterblichkeitsrate (um 34 % bzw. 42 %) als auch die Gesamtsterblichkeit signifikant (um 30 %) vermindert.

Teilweise wurden in den Interventionsstudien mit KHK-Patienten auch Röntgenkontrast-Untersuchungen der Herzkranzgefäße (Koronarangiographie) durchgeführt, die Aufschluß darüber geben, wie sich der Zustand der Koronararterien im Studienverlauf verändert. Übereinstimmend ließ sich dabei zeigen, daß eine Normalisierung der Serumlipide das Fortschreiten der Arteriosklerose in den Herzkranzgefäßen mit Sicherheit verlangsamen und unter Umständen aufhalten oder sogar bis zu einem gewissen Grad rückgängig machen kann.

Weitere Mosaiksteine für den Nachweis, daß erhöhte LDL-Cholesterinwerte tatsächlich bei arteriosklerotischen Herzerkrankungen eine ursächliche Rolle spielen, waren genetische und tierexperimentelle Forschungen. Erstere lieferten den Befund, daß Patienten mit familiärer Hypercholesterinämie, die ja mit extrem erhöhten LDL-Cholesterinwerten einhergeht (s. Kap. 2.1.2), häufig bereits im Alter von etwa 20 bis 30 Jahren eine schwere koronare Herzkrankheit entwickeln. In Tierexperimenten konnte die Entwicklung einer Arteriosklerose ausgelöst werden, indem die LDL-Cholesterinwerte durch Fütterung mit fett- und cholesterinreicher Nahrung erhöht wurden.

Aufgrund all dieser Befunde gibt es heute keinen Zweifel mehr, daß ein aufgrund hoher LDL-Cholesterinwerte erhöhter Cholesterinspiegel ein ursächlicher Faktor bei der Entstehung der koronaren Herzkrankheit ist. Demzufolge ist es eine entscheidende Maßnahme zur Vorbeugung von koronarer Herzkrankheit und Herzinfarkt, erhöhte Cholesterinwerte zu senken bzw. niedrige Spiegel lebenslang zu wahren (s. Kap. 3.5).

Bis heute konnte allerdings die Frage, wie und unter welchen Umständen das LDL-Cholesterin in der Arterienwand abgelagert und damit zum Risikofaktor wird, nicht eindeutig geklärt werden. Ist es nur eine erhöhte Konzentration von

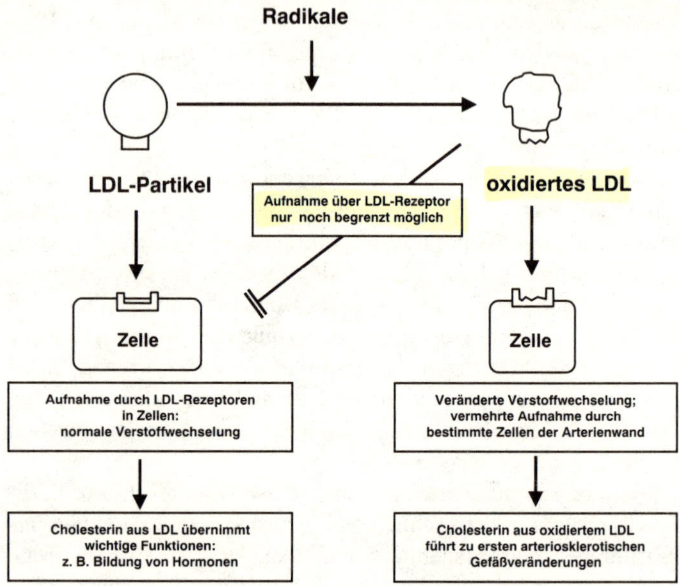

Abb. 5: Schema der LDL-Oxidation und ihre Folgen

LDL-Cholesterin, die ein vermehrtes Einströmen der LDL in die Arterieninnenwand bedingt, oder müssen zusätzlich qualitative Veränderungen an den LDL-Partikeln vorliegen? Aufgrund neuer Forschungsergebnisse erscheint die letztere Möglichkeit immer wahrscheinlicher, und es wird vermutet, daß chemische Veränderungen der LDL-Partikel durch Oxidation eine entscheidende Voraussetzung für die weiteren Arteriosklerose-fördernden Prozesse sind.

Diese sog. *LDL-Oxidation* wird ausgelöst durch verschiedene Einflüsse, z.B. durch bestimmte Sauerstoffverbindungen, sog. *freie Radikale,* die im Stoffwechsel gebildet werden (s. Abb. 5). Es kommt zunächst zu chemischen Veränderungen der in den LDL-Partikeln neben dem Cholesterin enthaltenen mehrfach ungesättigten Fettsäuren, die aufgrund ihrer Doppelbindungen chemisch instabil sind. Die anfangs geringen

Veränderungen führen in einer Art Kettenreaktion zu einem vollständigen Abbau der Polyensäuren (Lipidperoxidation), welcher seinerseits weitere chemische Reaktionen in den LDL auslöst. All diese Veränderungen haben zur Folge, daß die Bindung der LDL-Partikel an den LDL-Rezeptor, und damit die Aufnahme in die Körperzellen, nicht mehr richtig funktioniert. Die oxidierten Lipoproteine können aber statt dessen mit Hilfe eines anderen Mechanismus von bestimmten Zellen der Arterienwand aufgenommen werden. In diesen kann praktisch unbegrenzt Cholesterin angehäuft werden, es entstehen schließlich sog. Schaumzellen und daraus dann die schon beschriebenen Fettstreifen (s. Kap. 3.1).

Die LDL-Oxidation bewirkt darüber hinaus weitere Veränderungen und Reaktionen in der Arterienwand, die aber erst teilweise untersucht und verstanden sind.

Wie anfällig die LDL-Partikel für die geschilderten oxidativen Veränderungen sind, hängt ab von zahlreichen körpereigenen und äußeren Faktoren.

Unter letzteren sind Ernährungseinflüsse, insbesondere die Nahrungsfettsäuren und die antioxidativen Vitamine, ganz besonders bedeutsam (s. Kap. 4.2.5).

3.3 Weitere Störungen des Fettstoffwechsels als Risikofaktoren

3.3.1 Niedriges HDL-Cholesterin

Wie beschrieben, fördern die HDL die Entfernung von Cholesterin aus dem Körper (s. Kap. 1.2), so daß ein hoher HDL-Cholesteringehalt einen gewissen Schutz vor Arteriosklerose bedeutet. Dies erklärt, daß bei niedrigen HDL-Cholesterinwerten das Risiko für koronare Herzkrankheit erhöht ist, wie zahlreiche epidemiologische Studien erwiesen haben. Dementsprechend führt eine Erhöhung des HDL-Cholesterins zu einer Verminderung des KHK-Risikos. Aus verschiedenen Studien wurde errechnet, daß mit jeder HDL-Cholesterinerhöhung um 1 mg/dl eine Risikoabnahme um 2–3 % einhergeht.

Die Mechanismen, die dieser umgekehrten Beziehung zugrunde liegen, sind äußerst komplex und noch nicht im Detail aufgeklärt. Zum Teil ist der Effekt vermutlich auf direkte Wirkungen der niedrigen HDL-Cholesterinwerte zurückzuführen, welche die Entwicklung der Arteriosklerose beschleunigen. Gleichzeitig ist aber auch ein erniedrigtes HDL-Cholesterin ein Marker für andere arteriosklerosefördernde Einflüsse.

So werden niedrige HDL-Cholesterinkonzentrationen häufig bei Übergewicht, mangelnder körperlicher Bewegung sowie bei Zigarettenrauchern gemessen. Außerdem finden sich niedrige HDL-Cholesterinwerte bei dem sog. *metabolischen Syndrom*. Hierunter versteht man eine spezifische Kombination von Risikofaktoren, bei dem neben einem niedrigen HDL-Cholesteringehalt gleichzeitig eine gestörte Insulinwirkung (Insulinresistenz), Diabetes, Bluthochdruck, Hypertriglyzeridämie, eine erhöhte Blutgerinnungsneigung und zumeist Übergewicht auftreten. Das metabolische Syndrom geht mit einem extrem erhöhten KHK-Risiko einher, entsprechend findet man es häufig bei Patienten mit frühzeitiger koronarer Herzkrankeit.

3.3.2 Hypertriglyzeridämie

Neben erhöhten Cholesterinwerten bedeutet auch eine hohe Konzentration an Serumtriglyzeriden ein gesteigertes Risiko für koronare Herzkrankheit. Aufgrund epidemiologischer Studien war man lange der Ansicht, daß ein hoher Gehalt an Triglyzeriden aber nur dann das Risiko erhöht, wenn gleichzeitig ein niedriger Gehalt an HDL-Cholesterin oder andere Risikofaktoren wie Übergewicht oder Diabetes vorliegen. Neuere Studien und Analysen haben jedoch inzwischen gezeigt, daß erhöhte Triglyzeride das koronare Risiko auch erhöhen, wenn die anderen Blutfette im Normbereich liegen und wenn keine sonstigen Risikofaktoren vorhanden sind, d.h., die Hypertriglyzeridämie ist ebenfalls ein sog. *unabhängiger* Risikofaktor.

3.3.3 Lipid-Trias

Wenn gleichzeitig vermehrte Serumtriglyzeride, ein niedriger HDL-Cholesterinspiegel und ein erhöhter LDL-Cholesteringehalt vorliegen, spricht man von einer *Lipid-Trias*. Diese spezielle Konstellation bedeutet ein besonders hohes Risiko für Herz und Kreislauf, auch dann, wenn die LDL-Cholesterinwerte nur leicht erhöht sind.

Die Kombination von erhöhtem LDL- und niedrigem HDL-Cholesterin bedeutet einen hohen sog. *LDL/HDL-Cholesterin-Quotienten*. Dieser Quotient drückt das Verhältnis von LDL-Cholesterin zu HDL-Cholesterin im Blut aus und ist daher eine aussagekräftige Meßgröße zur Risikobeurteilung. Das koronare Risiko ist um so höher, je höher der LDL/HDL-Quotient ist, d.h., je mehr LDL-Cholesterin sich im Verhältnis zu HDL-Cholesterin im Blut befindet.

Diese Beziehung zeigte sich in zahlreichen Studien, so auch in der *Prospektiven Cardiovaskulären Münster (PROCAM) Studie*. Hier wurden im Münsterland bei über 30 000 berufstätigen Personen 30 verschiedene Blutwerte gemessen. In den Folgejahren wurde ermittelt, wie viele Herzinfarkte bei den untersuchten Personen auftraten. Nach acht Jahren hatten von den 4 849 Männern der Altersgruppe 40 bis 65 Jahre 258 einen Herzinfarkt erlitten oder waren an koronarer Herzkrankheit verstorben. Vergleicht man nun die gemessenen Werte der Infarktpatienten mit den Werten der Männer ohne Infarkt, so ergibt sich folgendes Bild: Bei einem LDL/HDL-Quotienten unter fünf lag die Infarkt-Häufigkeit bei 3,9 %, während sie bei einem Quotienten über fünf auf 18,7 % stieg. Wenn gleichzeitig noch die Triglyzeride über 200 mg/dl erhöht waren, betrug die Infarktrate sogar 26,9 %. Damit wurden rund 20 % aller Herzinfarkte bei dieser speziellen Kombination von anomalen Blutfettwerten beobachtet, die sich bei nur etwa 4 % aller Männer der betreffenden Altersgruppe fand.

3.4 Normalwerte und ihre Beurteilung

Die Frage nach der Höhe des „normalen" Cholesterinwertes gehört zu den in den letzten Jahren am meisten diskutierten. Diese Frage läßt sich jedoch nicht mit der Angabe *eines* Wertes beantworten, da ein solcher, für alle Menschen gültiger „Normalwert" nicht beziffert werden kann. Von klinischer Bedeutung ist die Höhe des Plasmacholesteringehaltes zweifellos in erster Linie im Hinblick auf das Risiko für Herz-Kreislauf-Erkrankungen. Um aber zu beurteilen, ob und wie stark eine bestimmte Cholesterinkonzentration das Risiko erhöht, reicht der Wert des Gesamtcholesterins nicht aus. Vielmehr ist das Risiko, das mit diesem Wert einhergeht, wie beschrieben, insbesondere abhängig von der Höhe der Konzentrationen an LDL- und HDL-Cholesterin sowie auch vom Gehalt an Triglyzeriden. Des weiteren ist zu berücksichtigen, ob zusätzlich zur Hyperlipidämie weitere Risikofaktoren vorliegen, wie z. B. Bluthochdruck oder Diabetes (s. Kap. 6). All diese Faktoren zusammen bestimmen das sog. *Gesamtrisiko („Globalrisiko")* (s.Tab. 2).

Das bedeutet, der Arzt muß zunächst das Gesamtrisiko bestimmen, um dann im Einzelfall zuverlässig entscheiden zu können, ob ein bestimmter Cholesterinwert „normal" ist, oder ob er ein leicht bzw. deutlich erhöhtes Risiko bedeutet (s. Tab. 3). Danach richtet sich die Wahl der Therapie und ebenso ihre Intensität. Nicht zuletzt bestimmt das Gesamtrisiko auch die Zielwerte, die bei einer Therapie angestrebt werden sollen, um das KHK-Risiko wirksam zu senken (s. Tab. 2).

Zur Vorbeugung von Herz-Kreislauf-Erkrankungen sollte jeder Erwachsene seinen Cholesterinwert kennen. Bei Männern und Frauen ab dem 35. Lebensjahr ist die Cholesterinbestimmung Bestandteil der Gesundheitsvorsorgeuntersuchung, deren Kosten von den Krankenkassen übernommen werden. Insbesondere bei Patienten mit erhöhtem Risiko oder bereits bestehender koronarer Herzkrankheit sollte nicht nur das Gesamtcholesterin, sondern ebenso der Gehalt an LDL- und HDL-Cholesterin sowie an Triglyzeriden ermittelt werden.

Tab. 2: Beurteilung des KHK-Risikos sowie Zielwerte für eine cholesterinsenkende Therapie (Empfehlungen der Internationalen Task Force zur Prävention der koronaren Herzkrankheit, 1998)

Gesamtrisiko	Zielwerte für das LDL-Cholesterin
Leicht erhöhtes Gesamtrisiko	
zum Beispiel:	
→ nur *ein* Risikofaktor mittlerer Ausprägung, z. B. Gesamtcholesterin 200–300 mg/dl	≤ 160 mg/dl
oder → Gesamt-/HDL-Cholesterin-Quotient: 4–5	
oder → 10 Zigaretten pro Tag	
Mäßig erhöhtes Gesamtrisiko	
zum Beispiel:	≤ 135 mg/dl
→ nur *ein* Risikofaktor hochgradiger Ausprägung, z. B. 20 Zigaretten pro Tag	
oder → *zwei* Risikofaktoren mittlerer Ausprägung, z. B. Gesamtcholesterin 200–300 mg/dl *plus* HDL-Cholesterin < 40 mg/dl	
Hohes Gesamtrisiko	
zum Beispiel:	< 100 mg/dl
→ Herzinfarkt oder nachgewiesene Arteriosklerose	
oder → *drei* Risikofaktoren mittlerer Ausprägung, z. B. leichter Bluthochdruck *plus* Gesamtcholesterin 200–300 mg/dl *plus* 10 Zigaretten pro Tag	
oder → *zwei* Risikofaktoren hochgradiger Ausprägung, z. B. Gesamtcholesterin > 300 mg/dl *plus* 20 Zigaretten pro Tag	
oder → schwere genetische Hyperlipidämie, z. B. familiäre Hypercholesterinämie	
oder → Diabetes (Typ 1 oder 2) *plus* ein weiterer Risikofaktor	

Es wäre jedoch wünschenswert, grundsätzlich immer alle vier genannten Blutwerte zu bestimmen, da auch Gesamtcholesterinwerte unter 200 mg/dl keineswegs ein Infarktrisiko ausschließen. Nach den Ergebnissen der bereits erwähnten PROCAM-Studie weisen ca. 15 % aller 40–65jährigen Herzinfarktpatienten einen Serumcholesterinspiegel von unter 200 mg/dl auf. Bei solchen Patienten werden fast immer besonders niedrige HDL-Cholesterinwerte bestimmt, oft in Kombination mit einer Hypertriglyzeridämie. Diese Patienten würden bei einer alleinigen Gesamtcholesterinbestimmung nicht als Risikopatienten erkannt.

Tab. 3: Beispiel zur Beurteilung des KHK-Risikos

Fallbeispiel: 45jähriger Mann, LDL-Cholesterin 180 mg/dl		
	Fall 1	Fall 2
HDL-Cholesterin (mg/dl)	49	30
Triglyzeride (mg/dl)	90	250
syst. Blutdruck (mmHg)	130	180
Raucher	Nein	Ja
Diabetiker	Nein	Nein
Herzinfarkt in der Familie	Nein	Ja
Angina pectoris	Nein	Ja
KHK-Risiko	leicht erhöht	hoch

4. Einfluß der Ernährung auf Fettstoffwechsel und Arteriosklerose

Der Fettstoffwechsel wird von zahlreichen Ernährungsfaktoren in ganz unterschiedlicher Weise beeinflußt. Neben einer zu energiereichen Ernährung und daraus resultierendem Übergewicht sind vor allem die Menge und Zusammensetzung des Nahrungsfettes sowie die Kohlenhydrat- und Ballaststoffzufuhr von Bedeutung. Bei den allermeisten Fettstoffwechselstörungen spielen Ernährungseinflüsse eine mitbestimmende Rolle. So würde bei vielen leichten erblich bedingten Störungen, wie z. B. bei der *gewöhnlichen Hypercholesterinämie*, ein nennenswerter Anstieg der Blutfette ausbleiben, wenn die genetischen Defekte nicht von ungünstig wirkenden Ernährungseinflüssen begleitet würden.

Grundsätzlich können durch die Nahrungszufuhr Menge und Zusammensetzung der Lipoproteine im Plasma kurz- und/oder langfristig verändert werden. Kurzfristige Veränderungen finden sich vor allem bei den Triglyzeriden als Folge des Wechsels von Nahrungsaufnahme, Verdauung und Nüchternphasen. Hingegen dauert es ein bis zwei Wochen, bevor sich Änderungen der Ernährung meßbar auf die Cholesterinwerte auswirken. Unter länger andauerndem Einfluß negativer oder auch positiver Ernährungsfaktoren verändern sich die Serumlipide nicht kontinuierlich weiter, sondern es stellt sich nach einer gewissen Zeit ein neues Gleichgewicht der Blutfette auf höherem bzw. niedrigerem Niveau ein.

4.1 Energiebilanz und Körpergewicht

Wenn mit der Nahrung mehr Energie aufgenommen wird, als der Körper verbraucht, und damit die Energiezufuhr den Energiebedarf übersteigt (*hyperkalorische Kost*), wird die sog. *Energiebilanz* positiv. Als Folge kommt es langfristig zu einem Anstieg des Körpergewichts. Bei Übergewicht treten verschiedene Formen von Fettstoffwechselstörungen gehäuft auf.

Verantwortlich sind vermutlich auch hier wieder latente genetische Stoffwechseldefekte, die in Verbindung mit Überernährung die Stoffwechselstörung manifest werden lassen.

Überernährung und Übergewicht sind die häufigsten Ursachen für eine Hypertriglyzeridämie. Eine hyperkalorische Kost steigert die Neubildung von Triglyzeriden in der Leber. Als Folge werden vermehrt triglyzeridreiche VLDL-Partikel gebildet und in den Blutkreislauf abgegeben. Da aber Übergewicht nicht zwangsläufig zu einer Hypertriglyzeridämie führt, geht man davon aus, daß bei vielen Übergewichtigen diese gesteigerte VLDL-Produktion durch einen gleichzeitig gesteigerten Abbau der Plasmalipoproteine ausgeglichen werden kann. In den Fällen, in denen sich eine Hypertriglyzeridämie entwikkelt, liegt offenbar neben dem Übergewicht eine leichte Störung der Lipolyse vor. Diese wiederum hätte sich bei normalem Anfall an VLDL nicht meßbar ausgewirkt.

Übergewicht kann des weiteren den Stoffwechsel der LDL in verschiedener Weise beeinflussen. Die Überproduktion an VLDL bedingt eine gleichfalls vermehrte Umwandlung von VLDL in LDL. Wenn gleichzeitig, erblich bedingt, die Aktivität der LDL-Rezeptoren vermindert ist und die LDL-Partikel deshalb nur verlangsamt aus dem Blut entfernt werden, entwickelt sich eine Hypercholesterinämie mit erhöhten LDL-Cholesterinwerten. Diese wird verstärkt, wenn – wie häufig bei Übergewicht – die Aufnahme von gesättigten Fettsäuren und Cholesterin gesteigert ist, was ebenfalls zu einer verminderten Aktivität der LDL-Rezeptoren beiträgt (s. Kap 4.2.1 und 4.3).

Bei Übergewichtigen findet sich oftmals ein deutlich erniedrigter HDL-Cholesteringehalt. Vermutlich wird der HDL-Abfall durch ein Zusammenwirken verschiedener Mechanismen verursacht, die bislang noch nicht alle im einzelnen bekannt sind. Während einer Gewichtsabnahme sinkt die HDL-Cholesterinkonzentration im Plasma zumeist zusätzlich ab. Nachdem sich aber das Körpergewicht auf einem niedrigeren Niveau stabilisiert hat, steigt das HDL-Cholesterin deutlich über den Ausgangswert an.

4.2 Nahrungsfette

4.2.1 Gesättigte Fettsäuren

Unter allen Inhaltstoffen der Nahrung haben die gesättigten Fettsäuren den stärksten Einfluß auf die Cholesterinkonzentration im Plasma. Sie sind vor allem in tierischen Lebensmitteln wie fettreichem Fleisch, Wurstwaren, fettreichen Milchprodukten sowie in tierischen Fetten wie Butter und Schmalz enthalten. Auch in Pflanzenfetten von fester Konsistenz wie Kokosfett oder Palmkernfett finden sich reichlich gesättigte Fettsäuren.

Die Steigerung des Plasmacholesterins nach Aufnahme gesättigter Fettsäuren kommt vor allem durch einen Anstieg der LDL-Cholesterinkonzentration zustande. Gesättigte Fettsäuren vermindern die Aktivität der LDL-Rezeptoren, so daß es zu einer verlangsamten LDL-Aufnahme in die Zellen kommt. Im Vergleich zu einer sehr kohlenhydratreichen Kost zeigt sich bei reichlicher Zufuhr an gesättigten Fettsäuren auch ein geringfügiger Anstieg des HDL-Cholesterins. Da aber das LDL-Cholesterin deutlich stärker erhöht wird, resultiert durch die gesättigten Fettsäuren ein größerer LDL/HDL-Quotient und damit ein höheres KHK-Risiko. Der leichte Anstieg des schützenden HDL-Cholesterins darf also keinesfalls als ein Vorteil gesättigter Fettsäuren bewertet werden. Die Konzentration der Serumtriglyzeride wird durch gesättigte Fettsäuren zumeist nicht oder nur geringfügig beeinflußt.

In kontrollierten Stoffwechselstudien wurde die Wirkung von verschiedenen gesättigten Fettsäuren unterschiedlicher Kettenlänge auf die Blutfette untersucht. Bei derartigen Ernährungsexperimenten werden in der Regel zwei bis drei Versuchsgruppen über mehrere Wochen mit speziellen Diäten verpflegt, deren Nährstoffzusammensetzung genau berechnet wird und die sich nur im Hinblick auf den Fettgehalt oder die Fettsäurezusammensetzung unterscheiden. Begleitend werden Blutuntersuchungen durchgeführt, so daß sich die Effekte verschiedener Fettsäuren oder Fettgehalte auf die Plasmalipide im Vergleich

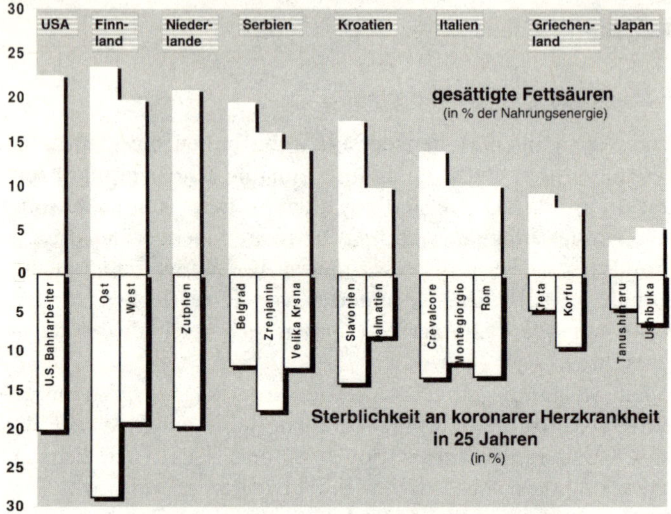

Abb. 6: Zusammenhang zwischen der Aufnahme an gesättigten Fettsäuren in der Kost und der Sterblichkeit an koronarer Herzkrankheit (Ergebnisse der 7-Länder-Studie)

genau ermitteln lassen. Ernährungsstudien, in denen Nahrungsfette mit unterschiedlichen Anteilen an verschiedenen gesättigten Fettsäuren verabreicht wurden, haben gezeigt, daß nicht alle gesättigten Fettsäuren die Cholesterinkonzentration gleichermaßen beeinflussen. Eine ausgeprägte cholesterinsteigernde Wirkung läßt sich nur für die drei langkettigen Fettsäuren Laurinsäure, Myristinsäure und Palmitinsäure nachweisen. Für den Ernährungsalltag haben diese Erkenntnisse aber nur eine geringe Bedeutung. Zum einen liegen in den Lebensmitteln die gesättigten Fettsäuren als Mischung von Fettsäuren unterschiedlicher Kettenlänge vor. Zum anderen machen die drei cholesterinerhöhenden Fettsäuren den weitaus größten Teil der täglichen Aufnahme an gesättigten Fettsäuren aus.

Der Zusammenhang zwischen Nahrungsfett, Plasmalipiden und koronarer Herzkrankheit wurde auch in epidemiologischen Studien untersucht, unter anderem in der *Sieben-Länder-Studie*. Bei dieser Ende der 50er Jahre begonnenen Studie wurden bei rund 13000 Männern mittleren Alters aus den USA, Japan, Finnland, den Niederlanden, Italien, dem ehemaligen Jugoslawien und Griechenland Untersuchungen zu den jeweiligen Ernährungsgewohnheiten durchgeführt. Zu Beginn der Studie sowie nach 5, 10 und 15 Jahren wurden Plasmalipide und andere Risikofaktoren gemessen. Außerdem wurden kontinuierlich Daten über Erkrankungen und Sterblichkeit an koronarer Herzkrankheit gesammelt. Einer der ersten Befunde der Studie war, daß ein hoher Anteil an gesättigten Fettsäuren in der Durchschnittskost eines Landes einhergeht mit erhöhten Cholesterinwerten und einer erhöhten Sterblichkeit an koronarer Herzkrankheit (s. Abb. 6).

4.2.2 Einfach ungesättigte Fettsäuren (Monoensäuren)

Die wichtigste einfach ungesättigte Fettsäure in der Nahrung ist die Ölsäure, die besonders reichlich in Olivenöl und Rapsöl vorkommt. Auch fettreiche tierische Lebensmittel enthalten nicht unerhebliche Anteile an Monoensäuren, die allerdings hier mit den cholesterinerhöhenden gesättigten Fettsäuren vergesellschaftet sind.

Monoensäuren galten lange Zeit als neutral bezüglich ihrer Wirkung auf Fettstoffwechsel und koronare Herzkrankheit. Wiederum war es zunächst die *Sieben-Länder-Studie*, die Hinweise auf vorteilhafte Effekte der Monoensäuren erbrachte. So stellte man fest, daß ein hoher Anteil an Monoensäuren in der landesüblichen Durchschnittsernährung, der in den Mittelmeerländern bedingt durch den reichlichen Olivenölverzehr zu beobachten war, mit einer niedrigen Rate an Todesfällen durch Koronarerkrankungen einherging. Daraufhin wurden die einfach ungesättigten Fettsäuren in den 80er Jahren in kontrollierten Ernährungs- und Stoffwechselstudien eingehend untersucht.

Weitgehend übereinstimmend kamen diese Studien zu dem Ergebnis, daß Monoensäuren das Gesamt- und LDL-Cholesterin signifikant senken, wenn sie im Austausch gegen gesättigte Fettsäuren aufgenommen werden. Da ein bloßer Zusatz von Monoensäuren zu einer an gesättigten Fettsäuren reichen Kost zu keiner nennenswerten Cholesterinsenkung führt, wird ein passiver Wirkungsmechanismus angenommen: Durch die Verminderung der gesättigten und gleichzeitige Erhöhung der einfach ungesättigten Fettsäuren wird die Aktivitätsverminderung der LDL-Rezeptoren aufgehoben, ihre Aktivität kehrt zur physiologischen Höhe zurück. Damit sinkt der Gehalt an LDL-Cholesterin im Plasma.

Während bei einer sehr hohen Aufnahme an mehrfach ungesättigten Fettsäuren teilweise eine unerwünschte Senkung des HDL-Cholesterins zu beobachten ist (s. unten), kommt es auch bei einer hohen Zufuhr an Monoensäuren nicht zu einer nennenswerten Verminderung des HDL-Cholesterins. Auch die Serumtriglyzeride werden durch einfach ungesättigte Fettsäuren nicht nachteilig beeinflußt. Bei Patienten mit Hypertriglyzeridämie können die Triglyzeride durch Monoensäuren vielfach sogar gesenkt werden. Durch diese vorteilhaften Effekte auf LDL- und HDL-Cholesterin sowie Triglyzeride bewirken Monoensäuren ebenso bei einer Lipid-Trias (erhöhte Triglyzeride plus niedriges HDL-Cholesterin plus erhöhtes LDL-Cholesterin, s. Kap. 3.3.3) günstige Veränderungen der Blutfette.

4.2.3 Mehrfach ungesättigte Fettsäuren (Polyensäuren)

Omega-6-Fettsäuren (ω-6-Fettsäuren)

Die in der Nahrung vorherrschende ω-6-Fettsäure ist Linolsäure. Sie kommt vor allem in pflanzlichen Ölen vor. Besonders reich an Linolsäure sind Sonnenblumenöl, Distelöl und Keimöl. In tierischen Lebensmitteln finden sich zudem geringe Mengen an Arachidonsäure. Im Austausch gegen gesättigte Fettsäuren senken die ω-6-Fettsäuren die Gesamt- und LDL-Cholesterinkonzentration signifikant ab.

Dabei ist die Cholesterinsenkung hauptsächlich wie bei den Monoensäuren darauf zurückzuführen, daß die durch die gesättigten Fettsäuren verminderte Aktivität der LDL-Rezeptoren wieder normalisiert wird. Unabhängig davon hat Linolsäure aber auch einen – wenngleich vergleichsweise geringeren – aktiv cholesterinsenkenden Effekt, über dessen Mechanismus bislang nur spekuliert werden kann.

Das Ausmaß der Cholesterinsenkung, das durch einfach oder mehrfach ungesättigte Fettsäuren erreicht werden kann, ist in zahlreichen Ernährungsstudien verglichen worden. Zum Teil war zwar die cholesterinsenkende Wirkung der Monoensäuren etwas geringer als die der Polyensäuren, ein bedeutsamer Unterschied zwischen diesen beiden Typen ließ sich jedoch nicht nachweisen.

Im Gegensatz zu Monoensäuren senkt eine sehr hohe Polyensäurezufuhr den HDL-Cholesteringehalt. Dies trat in Ernährungsexperimenten zutage, in denen die Kost über 15 % der Energie als Polyensäuren enthielt. Gegenwärtig wird für eine lipidsenkende Kost ein Gehalt an mehrfach ungesättigten Fettsäuren von 7–8 % der Energie empfohlen (s. Kap. 5.1.1), und bei diesen Zufuhrmengen ist ein nennenswerter Effekt auf das HDL-Cholesterin nicht zu erwarten. Selbst wenn das HDL-Cholesterin geringfügig abnehmen sollte, resultiert ein verminderter LDL/HDL-Quotient, da die gleichzeitig erzielte LDL-Cholesterinsenkung deutlich ausgeprägter ist.

Der Einfluß der ω-6-Fettsäuren auf die Serumtriglyzeride ist nicht zweifelsfrei geklärt. Bei einigen Patienten mit Hypertriglyzeridämie lassen sich die Triglyzeride senken, bei anderen wiederum zeigt sich keine Wirkung.

Omega-3-Fettsäuren (ω-3-Fettsäuren)

Die wichtigsten ω-3-Fettsäuren in der menschlichen Nahrung sind die in Kaltwasserfischen (vor allem Makrele, Hering, Lachs, Thunfisch) vorkommende Eicosapentaensäure und Docosahexaensäure. In pflanzlichen Lebensmitteln finden sich ω-3-Fettsäuren lediglich in geringen Mengen als α-Linolensäure in Raps- und Leinöl. ω-3-Fettsäuren beeinflussen vor allem die Serumtriglyzeride.

Durch eine Anreicherung der Kost mit ω-3-Fettsäuren lassen sich bei Hypertriglyzeridämie die Triglyzeride massiv senken. Dabei sind zum Erreichen einer Wirkung mindestens 1,5–3 g pro Tag erforderlich. Diese Menge kann durchaus noch durch den regelmäßigen Verzehr ω-3-fettsäurereicher Fische zugeführt werden (s. auch Kap. 5.1.2) und bewirkt bereits einen Abfall der Serumtriglyzeride um 25–40 %. Werden 5 g oder mehr ω-3-Fettsäuren täglich aufgenommen, beträgt die Triglyzeridsenkung häufig mehr als 50 %.

Im Hinblick auf das Serumcholesterin wird eine uneinheitliche Wirkung der ω-3-Fettsäuren beobachtet, die vermutlich abhängt von der Zufuhrmenge sowie von der Ursache der Hyperlipidämie. Mengen bis zu 3 g/Tag haben in der Regel keinen Einfluß auf Gesamt-, LDL- und HDL-Cholesteringehalt. Bei der Gabe größerer ω-3-Fettsäuremengen (mehr als 10 g/Tag), was nur noch in Form von Fischöl-Kapseln möglich ist, findet man bei kombinierter Hyperlipidämie zumeist neben dem Abfall der Triglyzeride auch einen Rückgang des LDL-Cholesterins. Bei isolierter Hypertriglyzeridämie hingegen kann es zu einem bislang ungeklärten Anstieg der LDL-Cholesterinkonzentration kommen. Ausgeprägte Veränderungen des HDL-Cholesterins werden in der Regel nicht beobachtet.

ω-3-Fettsäuren beeinflussen nicht nur den Fettstoffwechsel durch ihre triglyzeridsenkende Wirkung, sondern sie üben eine Reihe weiterer Arteriosklerose-Schutzwirkungen aus. Dies geschieht durch ihren Einfluß auf den Stoffwechsel der *Eicosanoide.* Diese Substanzen werden im Organismus aus ω-6- oder ω-3-Fettsäuren gebildet (s. Abb. 7). Eicosanoide werden eingeteilt in *Prostaglandine*, *Thromboxane* und *Leukotriene.* Sie erfüllen zahlreiche lebenswichtige Funktionen. Dabei wirken sie als sog. *Gewebshormone*, d. h., der Ort ihrer Bildung und ihrer Wirkung liegen eng beieinander, und sie rufen lediglich lokale Effekte hervor.

So entsteht beispielsweise aus Linolsäure in den Endothelzellen von Blutgefäßen ein spezifisches Prostaglandin *(Prostaglandin I_2)*, welches dort die Zusammenballung von Blutplätt-

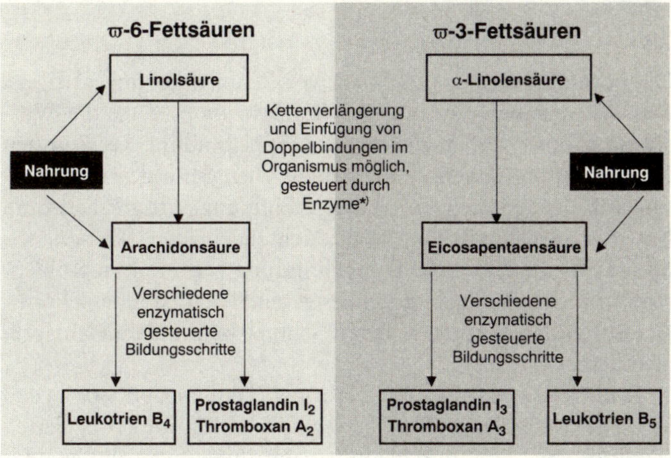

*) Enzyme sind Eiweißstoffe, die als Katalysatoren in allen lebenden Organismen chemische Reaktionen beschleunigen

Abb. 7: Bildung von Eicosanoiden
aus mehrfach ungesättigten Fettsäuren

chen (*Thrombozyten*) hemmt und zu einer Gefäßerweiterung führt. Gegenspieler dieses Prostaglandins ist das sog. *Thromboxan* A_2, das in den Thrombozyten gebildet wird. Dieses wirkt gefäßverengend, fördert die Zusammenballung von Thrombozyten und erhöht damit die Thromboseneigung.

Wenn mit der Nahrung vermehrt ω-3-Fettsäuren aufgenommen werden, wird die Bildung von Eicosanoiden aus Linolsäure eingeschränkt, und statt dessen werden solche aus ω-3-Fettsäuren gebildet. Diese wiederum (z. B. das sog. *Thromboxan* A_3 und *Prostaglandin* I_3) üben jeweils eine schwächere Wirkung aus. Für das Beispiel des Thromboxans bedeutet das, daß die gefäßverengenden und thrombosefördernden Wirkungen abgeschwächt werden. Damit wird die Gefahr einer Thrombose vermindert. Auch die anderen aus ω-3-Fettsäuren gebildeten Eicosanoide wirken dergestalt, daß bestimmte Prozesse bei der Arterioskleroseentstehung gehemmt oder verlangsamt werden.

4.2.4 Transfettsäuren

Die normalerweise in der Natur vorkommenden ungesättigten Fettsäuren haben eine sog. *cis-Konfiguration*, d.h., die Wasserstoffatome an den durch die Doppelbindung verknüpften Kohlenstoffatomen sind auf der gleichen Seite des Fettsäuremoleküls angeordnet (s. Abb. 8). Eine ungesättigte Fettsäure hat *trans-Konfiguration*, wenn sich die beiden Wasserstoffatome an den durch die Doppelbindung verknüpften Kohlenstoffatomen auf den entgegengesetzten Seiten befinden. Transfettsäuren haben einen höheren Schmelzpunkt als die entsprechenden cis-Formen.

Transfettsäuren in der Nahrung stammen überwiegend aus chemisch gehärteten Fetten. Die Härtung von Fetten (Hydrierung) wird durchgeführt, um ihre physikalischen Eigenschaften zu verändern. Fette aus natürlichen Quellen sind überwiegend ungesättigt und deshalb flüssig. Um Speise- oder Kochfette zu erhalten, die bei Raumtemperatur streichfest sind bzw. zum Garen hoch erhitzt werden können, werden sie teilweise gehärtet und dadurch ihr Schmelzpunkt entsprechend erhöht. Bei dem chemischen Prozeß der Hydrierung werden die C-C-Doppelbindungen durch Anlagerung von Wasserstoff teilweise abgesättigt, gleichzeitig entstehen auch Transfettsäuren. Demzufolge finden sich Transfettsäuren in technologisch bearbeiteten Streich- und Kochfetten, z.B. Fritier- und Backfetten. Außerdem entstehen Transfettsäuren als Produkt von Bakterien im Kuhpansen und sind daher in geringen Mengen auch im Rinder- bzw. Milchfett enthalten.

Aus mehrfach ungesättigten Transfettsäuren können keine Eicosanoide gebildet werden, sie sind also nicht als essentielle Fettsäuren wirksam. Cis- und Transfettsäuren unterscheiden sich auch in ihren Wirkungen auf den Fettstoffwechsel: Während Cisfettsäuren den Cholesteringehalt des Blutes senken, führt die Aufnahme von 30–40 g Transfettsäuren pro Tag zu einem Anstieg des Gesamt- und LDL-Cholesterins. Gleichzeitig kommt es zu einem Abfall des HDL-Cholesterins.

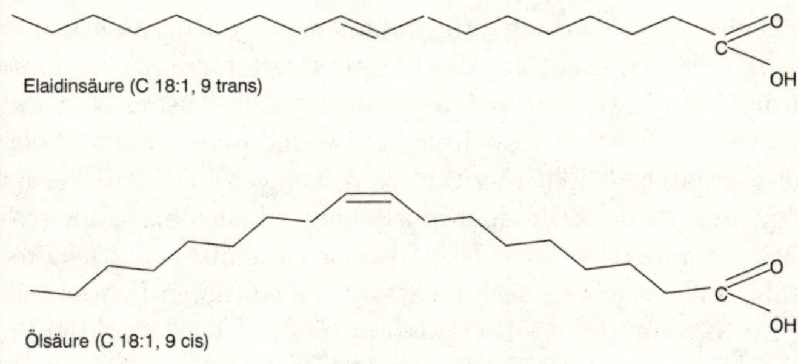

Abb. 8: Formelbeispiel einer Cis-/Trans-Isomerie

Aus der *Nationalen Verzehrsstudie für Deutschland*, einer für die gesamte Bevölkerung repräsentativen Ernährungserhebung mit fast 25 000 Teilnehmern, wurde für Frauen eine durchschnittliche Aufnahme von 3,4 g Transfettsäuren pro Tag und für Männer von 4,1 g pro Tag ermittelt. Es gilt als sicher, daß diese Zufuhr von nur wenigen Gramm pro Tag keine negativen Auswirkungen auf den Fettstoffwechsel hat und für den Erwachsenen nicht schädlich ist. Darüber hinaus kann davon ausgegangen werden, daß die Aufnahme an Transfettsäuren in Deutschland sich in den letzten Jahren weiter verringert hat. Zunehmend werden nämlich insbesondere bei der Margarineherstellung andere technologische Verfahren eingesetzt, die es gestatten, streichfähige Fette ohne Bildung von Transfettsäuren zu gewinnen.

4.2.5 Nahrungsfettsäuren und LDL-Oxidation

In Kap. 3.2 wurde über die Bedeutung der LDL-Oxidation bei der Entstehung der Arteriosklerose berichtet. Bei diesen Prozessen spielen Ernährungseinflüsse zweifellos eine bedeutsame Rolle. Allen voran beeinflussen die Menge und Art des Nahrungsfettes sowie der Gehalt an Antioxidantien (s. Kap. 4.6) die Empfindlichkeit der LDL-Partikel gegenüber oxidativen Angriffen.

Die mit der Nahrung aufgenommenen Fettsäuren wirken in mehrfacher Hinsicht auf die LDL-Oxidation. Zunächst führt ja die Aufnahme ungesättigter Fettsäuren im Austausch gegen gesättigte zu einer Abnahme des Gehaltes an LDL-Cholesterin. Das bedeutet, es zirkulieren weniger LDL-Partikel im Blut, und damit kann auch nur weniger LDL überhaupt oxidativ verändert werden. Dies also ist ein günstiger Effekt sowohl von einfach als auch mehrfach ungesättigten Fettsäuren.

Zu Beginn der LDL-Oxidation finden, wie beschrieben, chemische Veränderungen an den mehrfach ungesättigten Fettsäuren in den LDL-Partikeln statt, die dann eine Vielzahl weiterer Reaktionen bewirken. Der Gehalt der LDL an Polyensäuren ist aber nicht konstant, sondern von der Ernährung abhängig. Aufgrund neuerer Untersuchungen geht man davon aus, daß eine Kost, die einen hohen Gehalt an mehrfach ungesättigten Fettsäuren hat, dazu führt, daß auch die LDL-Partikel einen höheren Gehalt an Polyensäuren aufweisen.

Nach einer monoensäurereichen Kost hingegen werden LDL-Partikel mit einem vergleichsweise hohen Anteil an Monoensäuren und weniger Polyensäuren gebildet. Da einfach ungesättigte Fettsäuren nur eine Doppelbindung enthalten, sind sie chemisch stabiler und nicht so anfällig für oxidative Veränderungen wie die mehrfach ungesättigten Fettsäuren. Einfach ungesättigte Fettsäuren senken also nicht nur den Gehalt an LDL-Cholesterin, sondern sie üben eine Schutzwirkung bei der LDL-Oxidation aus und schützen damit gewissermaßen doppelt vor Arteriosklerose.

4.3 Nahrungscholesterin

Nahrungscholesterin wird ausschließlich mit Lebensmitteln tierischer Herkunft aufgenommen, pflanzliche Produkte sind generell cholesterinfrei. Besonders reich an Cholesterin sind tierische Fette, fettreiche tierische Lebensmittel, Innereien und Eidotter.

Eine reichliche Cholesterinzufuhr mit der Nahrung kann dazu führen, daß die Cholesterinwerte im Blut, insbesondere das LDL-Cholesterin, ansteigen. Allerdings ist dieser Anstieg durch Nahrungscholesterin weitaus geringer als derjenige, der durch gesättigte Fettsäuren verursacht wird. Dies mag paradox klingen, liegt jedoch an den komplizierten Regulationsmechanismen des Körpers.

Bei einem Zuviel an Nahrungscholesterin verfügt der Organismus über verschiedene Ausgleichsmechanismen. So wird die Resorption von Cholesterin aus der Nahrung verringert und die körpereigene Cholesterinbildung gedrosselt. Aber diese Gegenregulation funktioniert nur bis zu einem gewissen Grad. Wird sie überlastet, so führt dies – gesteuert über verschiedene Rückkopplungsmechanismen – zu einem Anstieg des LDL-Cholesterins im Blut, wobei wie bei den gesättigten Fettsäuren eine verminderte Aktivität der LDL-Rezeptoren die entscheidende Rolle spielt.

Die Regelmechanismen funktionieren von Mensch zu Mensch sehr unterschiedlich. Die meisten Menschen reagieren selbst dann nur mit einem geringen Anstieg des Plasmacholesteringehaltes, wenn sie sehr viel Cholesterin aufnehmen, während bei einer Minderheit bereits geringere Mengen zu einem deutlich höheren Cholesterinspiegel führen. Diese individuell unterschiedliche Reaktion des Menschen auf Nahrungscholesterin ist offenbar weitgehend erblich bedingt, die verantwortlichen Faktoren sind allerdings noch nicht identifiziert.

4.4 Kohlenhydrate

Kohlenhydrate liegen in der Nahrung in einfacher (Mono- und Disaccharide) und langkettiger bzw. komplexer Form (Polysaccharide) vor (s. Tab. 4). Die Mehrzahl der Verbindungen ist verdaulich, unverdauliche Kohlenhydrate werden zur Gruppe der Ballaststoffe gezählt (s. Kap. 4.5). Kohlenhydrate werden fast ausschließlich mit pflanzlichen Lebensmitteln verzehrt, wo sie in erster Linie als Speichersubstanz dienen. Kohlenhydratreiche Lebensmittel lassen sich unterscheiden in

Tab. 4: Vorkommen verschiedener Kohlenhydrate in Lebensmitteln

Kohlenhydrat	Vorkommen
Monosaccharide	
Traubenzucker (Glucose)	Früchte, Honig, Spuren in den meisten Pflanzen
Fruchtzucker (Fructose)	Früchte, Honig, Spuren in den meisten Pflanzen
Disaccharide	
Rohrzucker (Saccharose)	Zuckerrüben, Zuckerrohr, Früchte Ahornzucker, Haushaltszucker
Milchzucker (Lactose)	Milch, Milchprodukte
Polysaccharide	
Stärke	Reservekohlenhydrat in vielen Pflanzen wie Getreide, Kartoffeln
Tierische Stärke (Glykogen)	Leber, Muskel
Inulin	Artischocken, Topinambur, Zichorie

stärke- und zuckerreiche Produkte. Zu ersteren zählen vor allem Brot und alle Arten von Getreideprodukten, Hülsenfrüchte, Kartoffeln sowie einige Gemüsesorten. Zuckerreich sind insbesondere Honig, Marmelade, Süßwaren, Erfrischungsgetränke und Backwaren. Obst enthält trotz des zumeist süßen Geschmacks im Durchschnitt nur zwischen 5 und 10 % Zucker, mit wechselnden Anteilen von Fructose und Glucose. Der süße Geschmack ist primär bedingt durch vielfältige Fruchtsäuren und Aromastoffe. Lediglich Weintrauben und Bananen enthalten höhere Zuckeranteile (15 bzw. 20 g/100 g).

Werden gesättigte Fettsäuren in der Nahrung ersetzt durch Kohlenhydrate, insbesondere Stärke, sinken Gesamt- und LDL-Cholesteringehalt deutlich ab. Ähnlich wie bei den ungesättigten Fettsäuren liegt eine passive oder indirekte Wirkung vor, indem die Aktivität der LDL-Rezeptoren, die durch die gesättigten Fettsäuren vermindert war, durch deren Verringerung wieder normalisiert wird.

Bei einer fettarmen und kohlenhydratreichen Kost fällt auch der HDL-Cholesterinspiegel ab. Diese Reduktion zeigt sich nicht nur in kontrollierten Stoffwechselstudien, sondern wird ebenfalls in Bevölkerungen beobachtet, in denen üblicherweise eine fettarme, kohlenhydratreiche Kost verzehrt wird. Trotz erniedrigter HDL-Cholesterinwerte sind die Raten an koronarer Herzkrankheit in diesen Ländern niedrig, weil gleichzeitig die LDL-Cholesteringehalte weit niedriger liegen als in Ländern mit einer hohen Aufnahme an gesättigten Fetten und auch der LDL/HDL-Quotient geringer ist.

Paradoxerweise haben kohlenhydratreiche, fettarme Kostformen häufig eine triglyzeriderhöhende Wirkung. Die Ursache liegt in einer gesteigerten Triglyzeridbildung in der Leber als Folge der hohen Kohlenhydratzufuhr. Der Anstieg der Triglyzeride ist bei einer hohen Zufuhr an einfachen Kohlenhydraten, also verschiedenen Zuckern, oftmals deutlich ausgeprägt, während bei polysaccharid- und gleichzeitig ballaststoffreicher Kost die Auswirkungen zumeist nur gering sind. Außerdem ist das Ausmaß des Serumtriglyzeridanstiegs individuell sehr unterschiedlich. Bei Personen mit normalem Blutfettgehalt ist er normalerweise nur schwach und ohne klinische Bedeutung. Bei Patienten mit Hyperlipidämie, vor allem mit Hypertriglyzeridämie, kann die Erhöhung auch markanter sein. Zudem gibt es Unterschiede in der Dauer des Triglyzeridanstiegs. Als Folge einer Kostumstellung ist er häufig nur vorübergehend, bei einzelnen Patienten jedoch kann er dauerhaft sein.

4.5 Ballaststoffe

Unter dem Begriff *Ballaststoffe* werden Nahrungsbestandteile pflanzlicher Herkunft zusammengefaßt, die durch die Enzyme des menschlichen Verdauungstraktes nicht verdaut werden können. Es handelt sich um eine Gruppe chemisch unterschiedlicher Substanzen, die meisten gehören zu den Kohlenhydraten. Ballaststoffe werden eingeteilt in *lösliche* Ballaststoffe, auch als *Quellstoffe* bezeichnet, und *unlösliche* Ballaststoffe, bezeichnet als *Füllstoffe*. Reich an Ballaststoffen sind insbesondere Vollkornprodukte, Hülsenfrüchte, Gemüse, Kartoffeln, Obst und Trockenfrüchte.

Ballaststoffe beeinflussen die Funktionen des Darms, hauptsächlich des Dickdarms, in vielfältiger Weise. Sie sorgen für eine regelmäßige Stuhlentleerung und tragen wirksam zur Vorbeugung einer Reihe von Darmerkrankungen wie Verstopfung und Darmpolypen bei.

Ballaststoffe haben einen positiven Einfluß auf die Blutfette. Sie senken den Gehalt an Gesamt- und LDL-Cholesterin. Hauptursache für diese günstigen Effekte ist eine indirekte Wirkung: Die Steigerung des Ballaststoffgehaltes der Nahrung führt zu einer Verminderung der Zufuhr anderer Nährstoffe. In der Regel kommt es zu einer Verringerung des Fett- und Zucker- sowie zu einer Steigerung des Stärkeanteils. Die Kost wird ärmer an Fett, gesättigten Fettsäuren und Cholesterin, gleichzeitig reicher an komplexen Kohlenhydraten.

Darüber hinaus können lösliche Ballaststoffe (Guar, Pektin, lösliche Ballaststoffe in Hafer und Bohnen), nicht aber unlösliche Ballaststoffe, das Cholesterin auch direkt mäßig senken. Dieser Effekt beruht vermutlich darauf, daß die aus Cholesterin gebildeten und zur Fettverdauung in den Darm abgegebenen Gallensäuren dort an lösliche Ballaststoffe gebunden werden. Normalerweise werden Gallensäuren größtenteils wieder zurückresorbiert und gelangen zurück zur Leber, man spricht auch von dem *enterohepatischen Kreislauf* der Gallensäuren. Durch Bindung an Ballaststoffe werden die Gallensäuren dem Kreislauf entzogen und ausgeschieden. Als Folge wird ihre Neubildung gesteigert und der Cholesterinpool gesenkt. Zusätzlich hemmen lösliche Ballaststoffe die Resorption von Nahrungscholesterin im Dünndarm. Um diese aktiven cholesterinsenkenden Effekte in signifikantem Umfang zu erzielen, ist allerdings die Gabe sehr hoher Ballaststoffmengen von beispielsweise 100 g Haferkleie oder sogar mehr erforderlich. Derartig hohe Ballaststoffzulagen sind im Rahmen einer Langzeitkost aber kaum praktikabel.

4.6 Antioxidantien

Über die Bedeutung der freien Radikale und der *Lipidperoxidation* bei der Entstehung der Arteriosklerose wurde bereits berichtet (s. Kap. 3.2). Normalerweise sorgen verschiedene Mechanismen für eine weitgehende Entgiftung der Radikale, die die Oxidationsprozesse auslösen können. Neben enzymatischen Abwehrsystemen sind dies insbesondere die *Antioxidantien* Vitamin E, Vitamin C sowie ß-Carotin. Wenn aber bei diesem Geschehen die oxidationsfördernden Einflüsse überwiegen, wenn beispielsweise beim Raucher viele Radikale gebildet werden oder wenn ein Vitaminmangel vorliegt, kommt es zu sog. *oxidativem Streß*. Die dann ausgelösten Oxidationsprozesse führen zur LDL-Oxidation sowie vermutlich auch zu Schädigungen der Fettstoffe in den Wänden der Blutgefäße. All diese Veränderungen fördern die Entstehung und das Fortschreiten von Arteriosklerose.

Seit einigen Jahren wird intensiv erforscht, ob eine hohe Zufuhr von Antioxidantien vor diesen atherogenen Oxidationsprozessen und damit vor koronarer Herzkrankheit zu schützen vermag.

Zunächst wurde in mehreren epidemiologischen Studien der Zusammenhang zwischen der Zufuhr an Antioxidantien und dem KHK-Risiko untersucht. Bei Personen, die mindestens zwei Jahre lang täglich mehr als 100 mg Vitamin E in Form von Vitaminpräparaten einnahmen, war das koronare Risiko um 30–60 % vermindert. Kurzfristige oder niedriger dosierte Vitaminzulagen hingegen hatten keinen signifikanten Einfluß auf das KHK-Risiko. Diese Befunde reichen aber als Nachweis für einen ursächlichen Zusammenhang zwischen Vitamin-E-Zufuhr und koronarer Herzkrankheit nicht aus.

Ein solcher Nachweis erfordert neben klinisch-experimentellen Untersuchungen die Durchführung sog. *randomisierter Interventionsstudien*. Dabei werden gesunde Versuchspersonen, deren Anzahl sich nach bestimmten statistischen Kriterien richtet, per Zufallsverfahren entweder einer Versuchs- oder Kontrollgruppe zugeteilt. Erstere erhalten über einen mehrjährigen Zeitraum entsprechende Vitaminzulagen in Tablettenform, während die Kontrollgruppe gleichaussehende, aber wirkstofflose Tabletten (Placebos) einnimmt. Die Versuchspersonen selbst wissen nicht, ob sie der Versuchs- oder der Kontrollgruppe angehören. Nach Abschluß des Einnahmezeitraums wird unter Berücksichtigung möglichst aller anderen Risikofaktoren verglichen, wie viele Herzinfarkte in der Versuchs- bzw. Kontrollgruppe aufgetreten sind bzw. wie sich weitere wichtige Meßgrößen verändert haben.

Bisher liegen nur wenige Ergebnisse derartiger Interventionsstudien vor. Nicht immer zeigten sich eindeutig positive Wirkungen. Bei derzeitigem Kenntnisstand kann also die Einnahme von Vitaminpräparaten zur Vorbeugung von Herzerkrankungen nicht allgemein empfohlen werden. Auf keinen Fall sollte sie langfristig ohne ärztliche Kontrolle erfolgen, zumal auch die geeignete Zufuhrhöhe noch nicht eindeutig beziffert werden kann und die gesundheitliche Unbedenklichkeit zumindest bei bestimmten Dosishöhen nicht zweifelsfrei erwiesen ist.

Empfehlenswert und ohne gesundheitliche Risiken ist im Hinblick auf einen verbesserten Oxidationsschutz jedoch die Steigerung der Vitaminzufuhr durch eine vitaminreiche Kost. Dabei sind täglich mindestens vier bis fünf Portionen Obst und Gemüse erforderlich, um eine schützende Wirkung vor Arteriosklerose und Herz-Kreislauf-Erkrankungen zu erzielen. Obst und Gemüse liefern insbesondere reichlich Vitamin C und β-Carotin, während Vitamin E hauptsächlich in pflanzlichen Ölen, z.B. Olivenöl, enthalten ist. Nennenswerte Mengen an Vitamin E finden sich zudem in Vollkornprodukten, Getreidekeimen und Nüssen.

Neben den antioxidativen Vitaminen E und C sowie β-Carotin wird auch Selen als mögliches herzschützendes (*kardioprotektives*) Antioxidans diskutiert. Selen ist ein essentielles Spurenelement, d.h., der Mensch muß zur Bedarfsdeckung geringe Mengen an Selen mit der Nahrung aufnehmen. Selen ist Bestandteil eines im Organismus gebildeten Enzyms, welches ebenfalls vor Zellschäden durch Oxidation schützt. Aber auch zu Selen fehlen entsprechende Interventionsstudien und klinisch-experimentelle Untersuchungen, und es ist fraglich, ob eine zusätzliche Selengabe tatsächlich kardioprotektive Effekte hat. Eine zusätzliche Selenaufnahme in Tablettenform ist daher ebenfalls nicht zu empfehlen, nicht zuletzt auch deshalb, weil bei Selen nur eine geringe Sicherheitsspanne zwischen der Zufuhrmenge besteht, die eine optimale Versorgung gewährleistet, und derjenigen, die bereits zu einer Selenvergiftung führt.

In jüngster Zeit sind weitere Inhaltsstoffe pflanzlicher Lebensmittel in den Blickpunkt des wissenschaftlichen Interesses gerückt, die unter dem Begriff *sekundäre Pflanzenstoffe* zusammengefaßt werden. Hierzu zählen unter anderem Saponine, Flavonoide, Terpene und Phytosterine. Diese in geringen Mengen in Pflanzen vorkommenden bioaktiven Pflanzenstoffe haben zwar keine Nährstoffeigenschaften für den Menschen, sie üben aber antioxidative, antimikrobielle, stoffwechselregulierende und immunsteigernde Wirkungen aus.

Antioxidative Effekte werden insbesondere für die Stoffgruppe der *phenolischen Substanzen* beschrieben, deren wichtigste Vertreter die *Flavonoide* sind. Flavonoide und andere phenolische Substanzen fungieren in Pflanzen als Farb-, Geruchs- und Geschmacksstoffe sowie als Antioxidantien. Bedingt durch ihre besondere chemische Struktur sind sie in der Lage, freie Radikale abzufangen und unschädlich zu machen. Auch in biologischen Systemen sind sie in der Lage, Lipide wirksam vor oxidativen Veränderungen zu schützen.

Flavonoide finden sich besonders reichlich in Obst und Gemüse sowie in Tee und Wein. Einige der wichtigsten Flavonoide sind *Quercetin*, *Kaempferol*, *Myricetin* und *Luteolin*. In der bereits erwähnten Sieben-Länder-Studie ließ sich eine umgekehrte Beziehung zwischen der durchschnittlichen Flavonoidaufnahme und der Sterblichkeit an koronarer Herzkrankheit feststellen. Je mehr flavonoidreiche Lebensmittel verzehrt wurden, desto niedriger waren die Todesraten an koronarer Herzkrankheit. Wie bei den antioxidativen Vitaminen und Selen existieren aber auch für die Flavonoide bislang keine Ergebnisse aus Interventionsstudien, so daß endgültige

Aussagen über ihre Wirkung noch nicht möglich sind. Bereits heute wird jedoch erkennbar, daß die Schutzeffekte vermutlich nicht so sehr das Ergebnis einer hohen Aufnahme nur eines speziellen Flavonoids sind, sondern daß die teilweise unterschiedlichen Wirkungen verschiedener Substanzen sich addieren und erst dann deutlich werden.

4.7 Kaffee

Bei Untersuchungen zum Einfluß von Kaffee auf die Blutfette konnten epidemiologische Studien aus den USA, Österreich und den Niederlanden keine Effekte nachweisen, während sich bei Kaffeetrinkern in Skandinavien und Israel signifikant höhere Cholesterinwerte als bei Nicht-Kaffeetrinkern fanden. Bei der Suche nach der Ursache für diese unterschiedlichen Befunde zeigte sich, daß die Wirkungen des Kaffees auf die Cholesterinwerte entscheidend von seiner Zubereitungsart abhängen. In den erstgenannten Ländern wird Kaffee überwiegend als Filterkaffee zubereitet, während in Skandinavien und auch Israel eine Brühmethode üblich ist, bei der gemahlener Kaffee mit kochendem Wasser übergossen und nach 5–10minütigem Stehen vom Kaffeesatz abgegossen wird.

In Studien, in denen gesunde Versuchspersonen 6–8 Tassen Kaffee täglich tranken, wurde der Einfluß der Zubereitungsart bestätigt. Der Coffeingehalt des Kaffees hingegen hat keinen Einfluß auf die Blutfette. Gefilterter Kaffee, sowohl coffeinhaltig als auch entcoffeiniert, beeinflußt den Cholesteringehalt nicht, während ungefilterter Kaffee die Gesamt- und LDL-Cholesterinwerte z.T. deutlich ansteigen läßt. Verantwortlich für diesen Cholesterinanstieg sind zwei Bestandteile im Kaffeeöl *(Cafestol* und *Kahweol)*, von welchem ungefilterter Kaffee pro Liter etwa 1–2 g enthält, gefilterter Kaffee hingegen nur 10 mg. Der genaue Wirkungsmechanismus ist allerdings bisher nicht erklärt, vermutlich wird der Cholesterinstoffwechsel in der Leber beeinflußt.

Wie gefilterter Kaffee, so beeinflußt auch Instantkaffee die Cholesterinwerte nicht.

4.8 Alkoholische Getränke

In epidemiologischen Studien wird immer wieder beschrieben, daß bei Personen, die regelmäßig geringe Mengen an Alkohol trinken (definiert als 1 bis 3 Glas Wein, Bier oder Spirituosen pro Tag), die Herzinfarkthäufigkeit erniedrigt ist, und zwar sowohl im Vergleich zu Personen ohne als auch mit hohem Alkoholkonsum. Gleichzeitig ist die Gesamtsterblichkeit nicht erhöht. Die meisten diesbezüglichen Daten liegen von Männern mittleren Alters vor. Befunde von jüngeren oder älteren Männern sowie von Frauen gibt es hierzu kaum.

Die protektive Wirkung ist unabhängig von der Art des alkoholischen Getränkes. Sie wird in erster Linie auf einen Anstieg des HDL-Cholesterins zurückgeführt, der nach Alkoholkonsum beobachtet werden kann. Gesamt- und LDL-Cholesterin werden durch Alkohol gewöhnlich kaum beeinflußt. Alkohol bewirkt jedoch einen Anstieg der Triglyzeride im Plasma. Die Ursache liegt vermutlich in einer gesteigerten Bildung von Triglyzeriden sowie in einem verlangsamten Abbau der triglyzeridreichen VLDL-Partikel. Beim alkoholbedingten Anstieg der Triglyzeride sind große individuelle Unterschiede zu beobachten. Bei Patienten mit Hypertriglyzeridämie ist die Triglyzeriderhöhung zumeist wesentlich ausgeprägter als bei Gesunden.

In jüngster Zeit wird neben dem Alkohol selbst speziell der Genuß von Rotwein als möglicherweise kardioprotektiv diskutiert. Ursache sollen die in Rotwein enthaltenen Flavonoide sein, die als wirksame Antioxidantien vor einer LDL-Oxidation schützen sollen. Im Gegensatz zu Weißwein, bei dem nur der Traubensaft vergoren wird, werden bei der Herstellung von Rotwein zumeist die eingemaischten Trauben vergoren. Insbesondere in den Schalen finden sich reichlich Flavonoide, die durch die alkoholische Gärung gelöst werden und somit auch im Rotwein enthalten sind. Dementsprechend war in verschiedenen Vergleichsstudien mit Rot- und Weißwein ein Schutz vor LDL-Oxidation überwiegend nur für den Rotwein festzustellen. Wie bereits im Kap. 4.6 betont, bedürfen die bisherigen Studien über positive Auswirkungen der Flavonoide und anderer sekundärer Pflanzenstoffe weiterer Bestätigung und müssen zugrundeliegende Wirkungsmechanismen aufgeklärt werden. Erst dann lassen sich eindeutige Schlußfolgerungen bezüglich der Effekte von Rotwein ableiten.

Bekanntermaßen birgt Alkoholkonsum aber auch eine Reihe von Gesundheitsgefahren, u. a. schädigende Wirkungen auf die Leber, erhöhtes Krebsrisiko, Gefahr der Alkoholabhängigkeit. Vor diesem Hintergrund kann derzeit nicht generell empfohlen werden, zur Steigerung des HDL-Cholesteringehaltes und zur Prävention der koronaren Herzkrankheit regelmäßig Alkohol zu trinken. Diese Zurückhaltung gilt auch für den regelmäßigen Rotweingenuß.

5. Therapie der Fettstoffwechselstörungen

Die Therapie einer Fettstoffwechselstörung wird zum einen durch ihren Typ (Hypercholesterinämie, Hypertriglyzeridämie oder kombinierte Hyperlipidämie) und Schweregrad bestimmt. Zum anderen hängt sie aber gleichfalls ab vom Gesamtrisiko des Patienten, also davon, ob zusätzlich zur Hyperlipidämie weitere KHK-Risikofaktoren wie z.B. Bluthochdruck oder Übergewicht bestehen (s. Kap. 3.5).

Bei allen drei Formen sind zunächst nichtmedikamentöse Maßnahmen angezeigt, wobei Ernährungsmaßnahmen immer die Eckpfeiler der Therapie bilden. Bei Übergewicht ist eine Gewichtsnormalisierung von entscheidender Bedeutung. Zudem ist regelmäßige körperliche Aktivität eine wichtige und unverzichtbare Maßnahme bei der Behandlung von Hyperlipidämien (s. Kap. 7.2).

Außer bei einem sehr hohen Risiko und sehr hohen Ausgangswerten (s. Kap. 5.2) sollte eine medikamentöse Therapie erst erfolgen, wenn der jeweilige Zielwert des LDL-Cholesteringehaltes (s. Kap. 3.5; Tab. 2) trotz konsequent eingehaltener lipidsenkender Kost nicht erreicht werden kann. Aber auch wenn Medikamente erforderlich sind, sollte die Ernährungstherapie in jedem Fall konsequent fortgesetzt werden. Sie trägt dazu bei, Medikamente einzusparen und mögliche Nebenwirkungen zu reduzieren.

5.1 Ernährungsmaßnahmen

5.1.1 Ernährung bei Hypercholesterinämie

Bei übergewichtigen Patienten ist neben der cholesterinsenkenden Kost die Gewichtsreduktion besonders wichtig (s. Kap. 5.1.5 und 6.5). Die lipidsenkende Kost basiert im wesentlichen auf vier Grundsätzen, die in weitgehender Übereinstimmung von der Internationalen Arbeitsgemeinschaft (Task

Force) zur Prävention der koronaren Herzkrankheit, von der American Heart Association, der Weltgesundheitsorganisation (WHO) und auch von nationalen Fachgesellschaften und Institutionen ausgesprochen werden.

1. Verminderung der Fettzufuhr auf 30 % der Gesamtenergie (-kalorien)-Zufuhr durch Reduzierung des Anteils an gesättigten Fettsäuren auf maximal 7–10 % der Energie.
2. Erhöhung des Anteils an einfach und mehrfach ungesättigten Fettsäuren: Bis zu 15 % der Gesamtenergie sollten mit Monoensäuren, nicht mehr als 7–8 % mit Polyensäuren aufgenommen werden.
3. Steigerung der Zufuhr an komplexen Kohlenhydraten und Ballaststoffen (Kohlenhydrate: mehr als 50 % der Kalorien; Ballaststoffe: mehr als 25 g/Tag).
4. Verminderung des Cholesteringehaltes der Kost unter 300 mg pro Tag.

Zu 1: *Verminderung der Fettzufuhr auf höchstens 30 % der Gesamtenergiezufuhr durch Reduzierung des Anteils an gesättigten Fettsäuren auf maximal 7–10 % der Energie.*

Die Verminderung der gesättigten Fettsäuren ist wegen ihrer ausgeprägten cholesterinerhöhenden Wirkung die wichtigste Maßnahme zur Senkung erhöhter Gesamt- und LDL-Cholesterinwerte. Auch wenn einzelne gesättigte Fettsäuren das Plasmacholesterin weniger stark ansteigen lassen als andere (s. Kap. 4.2.1), ist nach wie vor zu empfehlen, die gesättigten Fettsäuren insgesamt zu reduzieren, da in den meisten Lebensmitteln verschiedene gesättigte Fettsäuren als natürliches Gemisch enthalten sind. Nach der *Nationalen Verzehrsstudie* beträgt der durchschnittliche Fettanteil der Kost in der Bundesrepublik Deutschland gegenwärtig 38 %, etwa 16 % der Energie werden als gesättigte Fettsäuren aufgenommen, also weit mehr als empfohlen.

Die Hauptquellen für gesättigte Fettsäuren in der Kost sind tierische Fette und fettreiche tierische Lebensmittel. Letztere enthalten das Fett überwiegend in versteckter Form und liefern rund die Hälfte der gesättigten Fettsäuren. Daher gilt es besonders, fettreiche Produkte einzuschränken: Fettreiches Fleisch und fettreiche Wurstwaren sollten gegen magere Fleischteile und fettarme Wurstsorten ausgetauscht werden, Vollmilch- und sahnehaltige Milchprodukte sowie fettreicher Käse gegen magere oder fettarme Milchprodukte und Käsesorten. Unter den tierischen Lebensmitteln bildet Fisch eine Ausnahme: Magerfische (z.B. Kabeljau, Scholle, Seelachs) enthalten nur sehr wenig Fett und können als fettarme und eiweißreiche Lebensmittel empfohlen werden. Fettfische, vor allem Hering, Makrele, Lachs, Thunfisch, nicht jedoch Aal, enthalten nur wenig gesättigte Fettsäuren, sind aber reich an ungesättigten ω-3-Fettsäuren. Da diese in üblichen Verzehrmengen den Cholesterinspiegel nicht nachteilig beeinflussen, sind auch die genannten fettreichen Fische bei Hypercholesterinämie geeignet.

Gesättigte Fettsäuren in versteckter Form finden sich des weiteren in Schokolade und Schokoladenerzeugnissen sowie in Gebäck und Backwaren. In letzteren werden aus technologischen Gründen häufig gehärtete Fette verarbeitet. Die Verwendung gehärteter Fette, die auf der Zutatenliste der Verpackung mit der Angabe „pflanzliche Fette, z.T. gehärtet“ deklariert werden muß, bedeutet, daß das Produkt neben gesättigten auch Transfettsäuren enthält. Da beide den Cholesteringehalt erhöhen, sind solche Produkte möglichst zu meiden.

Zur Verringerung der Fettaufnahme ist außerdem der Verbrauch an Streich-, Koch- und Bratfetten einzuschränken. Insbesondere sollte man auf tierische Fette sowie Kokosfett, das zum größten Teil aus gesättigten Fettsäuren besteht, verzichten. Fettarme Zubereitungsmethoden wie Dünsten, Garen in Folie bzw. in speziellem Kochgeschirr oder Grillen erleichtern das Einsparen der sichtbaren Fette. Auf Streichfett kann bei streichfähigen Brotaufstrichen häufig ganz verzichtet werden.

Zu 2: *Erhöhung des Anteils an einfach und mehrfach ungesättigten Fettsäuren: Bis zu 15 % der Nahrungsenergie sollten mit Monoensäuren, nicht mehr als 7–8 % mit Polyensäuren aufgenommen werden.*

Während in früheren Empfehlungen die wünschenswerte Zufuhr für einfach und mehrfach ungesättigte Fettsäuren mit jeweils 10 % beziffert wurde, werden diese Werte in den aktuellen Empfehlungen zugunsten der Monoensäuren korrigiert. Für diese Verschiebung der Anteile von Monoen- und Polyensäuren spricht der günstige Einfluß der einfach ungesättigten Fettsäuren auf das HDL-Cholesterin (s. Kap. 4.2.2) ebenso wie der Befund, daß sie eine höhere Resistenz gegenüber der LDL-Oxidation bewirken im Vergleich zu mehrfach ungesättigten Fettsäuren (s. Kap. 4.2.5). Auch deuten tierexperimentelle Befunde darauf hin, daß exzessiv hohe Polyensäuremengen die Entstehung von Tumoren und Gallensteinen begünstigen könnten. Zwar wurden derartige Zusammenhänge nicht beim Menschen nachgewiesen, aber es fehlt ebenso ein eindeutiger Nachweis für die gesundheitliche Unbedenklichkeit von langfristig sehr hohen Aufnahmen an Polyensäuren.

Daß einfach ungesättigte Fettsäuren keine nachteiligen Wirkungen auf die Gesundheit haben, wird in den Mittelmeerländern überzeugend nachgewiesen. Dort liefern die Monoensäuren aufgrund des hohen Verzehrs an Olivenöl teilweise bis zu 20 % der Energie, die Aufnahme an gesättigten Fettsäuren ist gleichzeitig gering. Die Sterblichkeit an koronarer Herzkrankheit ist niedriger als in anderen Industrienationen, gleichzeitig ist die Häufigkeit an anderen ernährungsabhängigen Erkrankungen wie bestimmten Krebsarten oder Magen-Darm-Erkrankungen nicht erhöht (s. Kap. 7.1).

Durch die Neubewertung der Monoensäuren hat der sog. *P/S-Quotient* weitgehend an Bedeutung verloren. Er wurde in der Vergangenheit zur Beurteilung der Fettsäurezusammensetzung der Nahrung herangezogen. Der P/S-Quotient drückt das Verhältnis von Polyensäuren zu gesättigten Fettsäuren (polyunsaturated fatty acids/saturated fatty acids) in der Nahrung aus, berücksichtigt aber die Monoensäuren nicht.

Tab. 5: Fettsäurezusammensetzung von Fetten und Ölen

Speisefett, Speiseöl	Gesättigte Fettsäuren*	Einfach ungesättigte Fettsäuren*	Mehrfach ungesättigte Fettsäuren*
Reich an gesättigten Fettsäuren			
Butter, Milchfett	61	36	3
Schweineschmalz	44	48	8
Kokosfett	92	6	2
Palmöl	49	43	8
Reich an einfach ungesättigten Fettsäuren (Monoensäuren)			
Olivenöl	10	78	12
Rapsöl	8	62	30
Reich an mehrfach ungesättigten Fettsäuren (Polyensäuren)			
Maiskeimöl	15	29	56
Sojaöl	14	25	61
Sonnenblumenöl	12	24	64
Distelöl (Saflоröl)	10	15	75

* Angaben in % der Gesamtfettsäuren

In Deutschland beträgt die Aufnahme an Monoensäuren gegenwärtig rund 13 %, an Polyensäuren 5 % der Energie. Auf den ersten Blick liegt die Zufuhr an einfach ungesättigten Fettsäuren also im Bereich der Empfehlungen. Allerdings wird dabei ein großer Teil der Monoensäuren mit tierischen Lebensmitteln aufgenommen, die gleichzeitig viele gesättigte Fettsäuren enthalten. Wird der Verzehr dieser Lebensmittel wie erwünscht zur Verminderung der gesättigten Fette eingeschränkt, so reduziert sich auch der Anteil an einfach ungesättigten Fettsäuren auf unter 10 % der Energie. Um den Monoensäuregehalt der Kost ohne Anstieg der gesättigten Fettsäuren zu erhöhen, sind insbesondere monoensäurereiche Speiseöle wie Olivenöl oder Rapsöl geeignet (s. Tab. 5). Der Bedarf des Organismus an essentiellen Fettsäuren kann auch bei ausschließlichem Verzehr von monoensäurereichen Ölen gedeckt werden, denn auch sie enthalten gewisse Anteile an den essentiellen mehrfach ungesättigten Fettsäuren.

Es wird empfohlen, zumindest überwiegend Öle mit hohem Gehalt an Monoensäuren zu verwenden. Wenn (in geringeren Mengen) polyensäurereiche Öle verzehrt werden, so ist zu beachten, daß sie wegen ihrer chemischen Instabilität nicht so hoch erhitzt werden sollten und nicht so lange haltbar sind wie die wesentlich stabileren monoensäurereichen Öle. Grundsätzlich sind die absoluten Verzehrmengen an Ölen zu begrenzen, um sowohl die Energie- als auch die Gesamtfettaufnahme nicht unverhältnismäßig zu erhöhen.

Zu 3: *Steigerung der Zufuhr an komplexen Kohlenhydraten und Ballaststoffen (Kohlenhydrate: mehr als 50% der Gesamtenergie; Ballaststoffe: mehr als 25 g/Tag).*

Die Aufnahme an komplexen Kohlenhydraten läßt sich steigern durch mehr pflanzliche Lebensmittel, vor allem solche Produkte, die gleichzeitig reich an Ballaststoffen sind, insbesondere Getreidevollkornprodukte aller Art, Gemüse, Hülsenfrüchte, Kartoffeln und Obst (s. Tab. 6). Wenn diese Lebensmittel die Hauptbestandteile der täglichen Kost sind, bedeutet dies in der Regel, daß die wünschenswerte Aufnahme an komplexen Kohlenhydraten erreicht wird. Eine ballaststoffreiche Mischkost ist isolierten Ballaststoffzusätzen (z.B. der Zulage von Haferkleie oder Pektin) in jedem Fall vorzuziehen.

Vollkornbrot und Vollkorngetreideprodukte sind nicht nur reich an Ballaststoffen, sie enthalten auch weit mehr Vitamine und Mineralstoffe als Erzeugnisse aus hellen Mehlen. Auch Vollkornreis und Vollkornteigwaren sind aus diesem Grunde zu empfehlen. Vollkornnudeln und Nudeln aus Hartweizengrieß sind meist ohne Eier hergestellt, d.h., sie sind cholesterinfrei. Durch einen reichlichen und abwechslungsreichen Gemüse- und Obstverzehr werden neben Kohlenhydraten und Ballaststoffen gleichfalls Mineralstoffe, Vitamine und eine Fülle sekundärer Pflanzenstoffe aufgenommen, die teilweise als Antioxidantien wirken. Nicht zuletzt ist ein vermehrter

Tab. 6: Ballaststoffgehalt ausgewählter Lebensmittel, in g pro 100 g Lebensmittel*

Brot und Getreideprodukte		*Gemüse und Salat*	
Weizenmehl, Type 405	3,2	Gurke	0,9
Weizenvollkornmehl	10,0	Tomaten	1,3
Roggenmehl, Type 815	6,5	Kohlrabi	1,5
Roggenvollkornmehl	13,5	Blattsalat	1,6–1,8
Cornflakes	4,0	Champignons	1,9
Müsli, je nach		Rotkohl	2,5
Zusammensetzung	4,5–10,0	Blumenkohl	2,9
Haferflocken (Vollkorn)	9,5	Möhren	2,9
Weizenkleie	49,3	Broccoli	3,0
Weißreis, gekocht	0,6	Rosenkohl	4,4
Vollkornreis, gekocht	1,0	Hülsenfrüchte	4,5–7,5
Nudeln, gekocht	1,5	Kartoffeln	1,9
Vollkornnudeln, gekocht	4,4		
Weißbrot	3,2	*Obst und Nüsse*	
Brötchen	3,4	Wassermelonen	0,2
Mischbrote	4,8–6,0	Ananas	1,4
Mehrkornbrote	8,0	Weintrauben	1,6
Roggenvollkornbrote	8,9	Pfirsiche	1,7
Knäckebrot	12,9–14,1	Pflaumen	1,7
Zwieback	5,2	Kirschen	1,9
		Erdbeeren	2,0
		Orangen	2,2
		Äpfel	2,3
		Birnen	2,8
		Johannisbeeren	3,5
		Heidelbeeren	4,9
		Rosinen	5,0
		Trockenobst	8,0–9,5
		Nüsse	6,5–9,5

* Berechnet pro 100 g verzehrbarer Anteil des Lebensmittels

Verzehr von ebenfalls ernährungsphysiologisch wertvollen Hülsenfrüchten und Kartoffeln wünschenswert.

Zu 4: *Verminderung des Cholesteringehaltes der Kost unter 300 mg pro Tag.*

Da die meisten tierischen Lebensmittel mit einem hohen Gehalt an gesättigten Fettsäuren zugleich einen hohen Cholesteringehalt aufweisen, verläuft die Reduzierung von gesättigten Fettsäuren und Cholesterin in der Praxis weitgehend parallel. Eine Kost, die in Fettgehalt und -zusammensetzung den Empfehlungen entspricht, hat zumeist auch den erwünschten niedrigen Cholesteringehalt. Zusätzlich ist lediglich der Verzehr von besonders cholesterinreichen Lebensmitteln wie Eier, Innereien, Krustentiere und Schalentiere einzuschränken. Es ist jedoch unnötig, den Cholesteringehalt der täglichen Kost zu berechnen.

Ausgehend von diesen vier Grundsätzen lassen sich für die tägliche Ernährungspraxis konkrete Lebensmittelempfehlungen ableiten, die in Tabelle 7 zusammengefaßt sind, eingeteilt in *empfehlenswerte*, *in Maßen geeignete* und *nicht geeignete* Lebensmittel.

Neben den in der Tabelle aufgeführten Produkten wird über mögliche cholesterinsenkende Wirkungen weiterer Lebensmittel bzw. Lebensmittelinhaltsstoffe diskutiert, u.a. über Knoblauch, Lecithin, Artischockenblätter. Die derzeitigen Befunde sind aber zu schwach und zu lückenhaft, um daraus konkrete Aussagen oder gar Empfehlungen ableiten zu können. Wie erläutert (s. Kap. 4.7), kann ungefilterter Kaffee in größeren Mengen zu einer Erhöhung der Cholesterinwerte beitragen, daher sollten Patienten mit Hypercholesterinämie Filterkaffee bevorzugen. Ebenso wie Tee beeinflußt dieser die Blutfette nicht. Geringer bis mäßiger Alkoholkonsum wirkt sich auf den Plasmacholesteringehalt nicht nachteilig aus. Als tolerierbare Obergrenzen gelten 190 g Alkohol pro Woche für Männer und 130 g pro Woche für Frauen. 100 g Alkohol sind beispielsweise enthalten in rund einem Liter Wein oder 2,2 Litern Bier.

Das Ausmaß der Cholesterinsenkung, das sich bei einer konsequenten Ernährungsumstellung von der üblichen fettreichen Durchschnittskost zu einer cholesterinsenkenden Kost erreichen läßt, ist individuell sehr unterschiedlich. Es hängt u.a. davon ab, ob und welche genetischen Faktoren bei der Hypercholesterinämie beteiligt sind, ob bestehendes Übergewicht abgebaut werden kann sowie von der Ausgangshöhe der Cholesterinwerte. Im Mittel läßt sich das Plasmacholesterin um 10–25 % senken.

Tab. 7: Lebensmittelempfehlungen zur Ernährung bei Hyperlipidämie

Lebensmittel	*Empfehlenswert*	*In Maßen geeignet*	*Nicht geeignet*
Speisefette/-öle	Grundsätzlich sollte der Verzehr von Speisefetten und -ölen eingeschränkt werden!		
	Olivenöl, Rapsöl Sonnenblumenöl, Maiskeimöl, Weizenkeimöl, Sojaöl, Nußöl, Distelöl Margarine und Halbfettmargarine mit deklariertem „hohen Gehalt an mehrfach ungesättigten Fettsäuren"		Butter, Butterschmalz Schweine- und Gänseschmalz Kokosfett, Palmfett, Palmkernfett Speisefette bzw. Margarinesorten unbekannter Zusammensetzung gehärtete Speisefette
Fleisch *Geflügel* *Wurstwaren*	Hähnchen, Pute (ohne Haut) Kalbfleisch Kaninchen Wild, Wildgeflügel Tatar Rind- oder Kalbfleischsülze Corned Beef Geflügelwurst	mageres Fleisch vom Rind, Schwein, Lamm ohne sichtbares Fett mageres Rinderhackfleisch magerer Schinken, roh oder gekocht fettreduzierte Wurstsorten unter 15 % Fett	Gans, Ente durchwachsenes und fettes Fleisch Schweinemett, Speck Fleischkonserven Innereien aller Art, z. B. Leber, Niere, Zunge, Herz, Bries Schinkenspeck und sichtbares Fett an Fleisch handelsübliche Wurstsorten, z. B. Dauerwurst, Leberwurst, Blutwurst, Brühwurst, Mettwurst und Bratwurst

Lebensmittel	*Empfehlenswert*	*In Maßen geeignet*	*Nicht geeignet*
Fisch	Magerfische aller Art, z. B. Kabeljau, Seelachs, Rotbarsch, Scholle, Forelle Fettfische: Hering, Makrele, Thunfisch, Lachs	mit Ei panierter Fisch geräucherte, gesäuerte und gesalzene Fischerzeugnisse Fischwaren in Gelee Fischkonserven ohne Öl o. Sauce Krusten- und Schalentiere	Aal, Räucheraal Kaviar Fischfrikadellen
Milch *Milchprodukte*	Magermilch fettarme Milch Molke, Buttermilch magere u. fettarme Milchprodukte, z. B. Joghurt, Dickmilch, Kefir Magerquark, Hüttenkäse Sauermilchkäse, z. B. Harzerkäse, Mainzerkäse Magerkäse unter 10 % Fett i.Tr.	Kondensmilch mit 4 % Fett Speisequark mit 10 % Fett i.Tr. fettarme Käsesorten bis zu 30 % Fett i.Tr.	Vollmilch Vollmilchprodukte, z. B. Vollmilchdickmilch, Vollmilchjoghurt Kondensmilch mit 7,5 % oder 10 % Fett, Kaffeesahne Sahne, sahnehaltige Milchprodukte, z. B. Sahnejoghurt, Sahnequark saure Sahne, Schmand, Creme fraîche fettreiche Käsesorten mit mehr als 30 % Fett i.Tr.
Eier	Eiweiß	nicht mehr als 2–3 Eidotter pro Woche	mehr als 3 Eidotter pro Woche

Lebensmittel	*Empfehlenswert*	*In Maßen geeignet*	*Nicht geeignet*
Getreide-erzeugnisse	Vollkornprodukte, Vollkornmehle Vollkornbrot, Schrotbrot Haferflocken, Hafermehl Mais, Hirse, Grünkern, Buchweizen Vollkornreis, Vollkornteigwaren	helle Auszugsmehle* helle Brotsorten* gezuckerte Frühstückscerealien*, z. B. Cornflakes* handelsübliches gezuckertes Müsli* weißer Reis*, helle eifreie Teigwaren*	fetthaltige Feinbrote, z. B. Buttertoast, Croissants eihaltige Teigwaren
Backwaren	Vollkornzwieback	Zwieback Backwaren aus Hefeteig und Quark-Ölteig	Backwaren aus Mürbeteig, Rührteig, Biskuitteig, Blätterteig, Brandteig, Salz-, Käsegebäck
Gemüse	Gemüse aller Art, frisch oder tiefgefroren, als Rohkost o. gegart Hülsenfrüchte, z. B. getrocknete Bohnen u. Erbsen, Kichererbsen, Linsen, Sojabohnen		
Kartoffeln	Kartoffeln (gekocht, als Pellkartoffeln, gebackene Kartoffeln, Schale möglichst mit verzehren) Kartoffelpüree, Kartoffelknödel ohne Ei	mit geeigneten Ölen/Fetten gebratene oder fritierte Kartoffelprodukte, z. B. Pommes frites	Kartoffelprodukte mit Fetten ungeeigneter oder unbekannter Zusammensetzung zubereitet Kartoffelchips und ähnliche Produkte

* Diese Produkte gehören bei erhöhten Triglyzeridwerten zu den „nicht geeigneten" Lebensmitteln.

Lebensmittel	*Empfehlenswert*	*In Maßen geeignet*	*Nicht geeignet*
Obst	Frischobst tiefgefrorenes Obst ungezuckertes Obstkompott	Avocado gezuckerte Obstkonserven* Trockenobst*; kandierte Früchte*	
Nüsse	Wegen des hohen Gesamtfettgehaltes sollte bei Nüssen die Verzehrmenge begrenzt werden! Walnüsse, Paranüsse, Haselnüsse, Erdnüsse, Mandeln, Cashewnüsse, Pistazien, Edelkastanien		Kokosnuß
Süßwaren Süßspeisen		Süßstoffe, z.B. Saccharin, Cyclamat, Aspartam Zucker Zuckeraustauschstoffe*, z.B. Sorbit*, Fruchtzucker* Marmelade*, Gelee*, Honig* Fruchtbonbons*, Lakritz*, Fruchtgummis* Kakaopulver, stark entölt	Nuß-Nougat-Creme Schokolade, Schokoladenerzeugnisse Pralinen Nougat Marzipan Buttertoffees
		Pudding aus fettarmer Milch* Geleespeisen* Fruchteis*, Milcheis*	sahne-, ei-, fettreiche Desserts Sahneeis, Softeis

* Diese Produkte gehören bei erhöhten Triglyzeridwerten zu den „nicht geeigneten" Lebensmitteln.

Lebensmittel	*Empfehlenswert*	*In Maßen geeignet*	*Nicht geeignet*
Getränke	Filterkaffee, Tee Mineralwasser Diät- oder ungezuckerte Erfrischungsgetränke ungesüßter Fruchtsaft, Gemüsesäfte	fettarmer Kakaotrunk zuckerhaltige Erfrischungsgetränke * Malzbier* alkoholische Getränke*	ungefilterter Kaffee Trinkschokolade Irish Coffee Eierlikör, Sahnelikör
Sonstige Lebensmittel	fettarme klare Suppen fettarme Soßen	Fertigsuppen Soßen mit geeigneten Fetten zubereitet	Cremesuppen Soßen mit Fett ungeeigneter oder unbekannter Zusammensetzung Butter-, Sahne-, Käsesoße
	fettarmes Salatdressing, z. B. mit Zitrone oder Magerjoghurt	fettarmes Fertigdressing Ketchup	sahnehaltiges Salatdressing Mayonnaise, Remoulade
	Kräuter aller Art (frisch, tiefgefroren, getrocknet) Gewürze, z. B. Paprika, Pfeffer Senf, Essig	fertige Würzmischungen Flüssigwürze Salz	

* Diese Produkte gehören bei erhöhten Triglyzeridwerten zu den „nicht geeigneten" Lebensmitteln.

Empfehlenswerte Lebensmittel

Produkte aus dieser Gruppe sollten die regelmäßigen Hauptbestandteile Ihrer täglichen Kost sein. Die Lebensmittel sind fett- und cholesterinarm bzw. ballaststoffreich. Ausnahmen: die aufgeführten Speisefette und -öle, Nüsse sowie die Fettfische Hering, Makrele, Thunfisch und Lachs. Diese Produkte werden aufgrund ihrer günstigen Fettsäurezusammensetzung empfohlen. Wegen des hohen Gesamtfettgehaltes sollte jedoch die Verzehrmenge begrenzt werden.

In Maßen geeignete Lebensmittel

Produkte aus dieser Gruppe nehmen eine Zwischenstellung ein; sie sollten nicht täglich und in größeren Mengen verzehrt werden, es muß jedoch auch nicht völlig darauf verzichtet werden, d. h., sie sind „in Maßen" geeignet:

z. B.

- mageres Fleisch vom Rind oder Lamm nicht häufiger als dreimal pro Woche;
- mit geeignetem Fett oder Öl (d. h. reich an ungesättigten Fettsäuren) zubereitete Lebensmittel, z.B. Hefegebäck, Soßen, nicht häufiger als ein- bis zweimal pro Woche;
- Pommes frites (mit geeignetem Fett zubereitet) vierzehntägig einmal.

Nicht geeignete Lebensmittel

Produkte aus dieser Gruppe enthalten große Mengen an gesättigten Fettsäuren und/oder Cholesterin. Sie sollten daher möglichst vermieden werden.

Wenn eine lipidsenkende Kost unter kontrollierten Bedingungen, etwa im Rahmen einer Ernährungsstudie, durchgeführt wird, ist die maximal erreichbare Cholesterinsenkung bereits nach circa 3–4 Wochen erreicht, in der Praxis dauert es erfahrungsgemäß zumeist mehrere Monate. Die genannten Ernährungsmaßnahmen bedeuten für die meisten Menschen eine recht einschneidende Ernährungsumstellung, die sich nicht von heute auf morgen umsetzen läßt. Änderungen von Gewohnheiten, Vorlieben, Geschmack, Kochtechniken und Lebensmittelwahl erfordern viel Zeit. Die beste Aussicht auf Dauererfolg hat eine schrittweise Änderung der Ernährungsgewohnheiten. So können nach und nach mehr pflanzliche Lebensmittel in den Speiseplan eingebaut, neue Zubereitungsmethoden angewendet und fettarme Lebensmittel ausprobiert werden.

5.1.2 Ernährung bei Hypertriglyzeridämie

Hypertriglyzeridämien treten häufig als Folge von starkem Übergewicht, Alkoholmißbrauch oder Diabetes auf. In diesen Fällen normalisieren sich die Triglyzeridkonzentrationen zumeist, wenn die Ursachen erfolgreich behandelt werden. Auch bei hypertriglyzeridämischen Patienten mit nur leichtem bis mäßigem Übergewicht ist die Normalisierung des Körpergewichtes die wichtigste und wirkungsvollste Maßnahme zur Senkung der Plasmatriglyzeride. Die Reduktionskost sollte den Grundsätzen der energiereduzierten, lipidsenkenden Kost entsprechen (s. Kap. 5.1.5).

Weiterhin sollte bei Hypertriglyzeridämie auf Alkohol möglichst völlig verzichtet werden. Zucker und zuckerhaltige Lebensmittel wie Süßigkeiten, Süßspeisen, Backwaren und gezuckerte Getränke sind zu meiden, da vor allem die Mono- und Disaccharide die Triglyzeridbildung in der Leber steigern. Auch die bei Diabetes zuweilen verwendeten sog. *Zuckeraustauschstoffe* wie Fructose, Sorbit, Xylit erhöhen die Triglyzeridbildung. Ihre Verwendung ist bei Hypertriglyzeridämie nicht zu empfehlen. Süßstoffe (Aspartam, Acesulfam, Cyclamat, Saccharin) haben hingegen keinen Einfluß auf die Serumtriglyzeride und sind eine geeignete Alternative.

Die Frage nach dem optimalen Fettgehalt in der Kost bei Hypertriglyzeridämie läßt sich nicht allgemeingültig beantworten. Ein Teil der Patienten reagiert auf die beschriebene – fettarme und kohlenhydratreiche – lipidsenkende Kost mit einem Rückgang ihrer Plasmatriglyzeride. Bei vielen anderen hingegen wird ein deutlicher Anstieg beobachtet. Diese Unterschiede sind durch erbliche Faktoren bedingt.

Für alle Formen von Hypertriglyzeridämie gilt unbestritten, daß wie bei Hypercholesterinämie der Gehalt der gesättigten Fettsäuren unter 10 % der Kalorien vermindert werden sollte (s. Kap. 5.1.1). Gleichfalls ist erwiesen, daß bei Hypertriglyzeridämie ω-3-Fettsäuren besonders geeignet sind, da sie die Triglyzeridsynthese in der Leber hemmen (s. Kap. 4.2.3). Daher ist unbedingt zu empfehlen, regelmäßig Makrele, Hering, Thunfisch und Lachs zu verzehren, die besonders reich an ω-3-Fettsäuren sind. Pro 100 g Fisch werden dabei ein bis 2,5 g ω-3-Fettsäuren aufgenommen. Für normalgewichtige Patienten ist durchaus ein täglicher Verzehr von 100 bis 200 g der genannten Fische empfehlenswert.

Bei stärkehaltigen Lebensmitteln ist ganz besonderer Wert darauf zu legen, daß sie reichlich Ballaststoffe enthalten. Wenn Polysaccharide und Ballaststoffe zusammen in einem Lebensmittel enthalten sind, kann eine Steigerung der Triglyzeridwerte oftmals vermieden werden. Für die Praxis bedeutet dies beispielsweise einen Austausch von Weißmehl, Weißbrot und weißem Reis gegen Vollkornmehl, Vollkornbrot und Vollkornreis.

Kommt es unter einer dergestalt ballaststoffreichen Kost doch noch zu einem Anstieg der Serumtriglyzeridkonzentration, kann als Alternative der Gehalt an einfach ungesättigten Fettsäuren angehoben werden, in erster Linie durch eine reichlichere Verwendung der monoensäurereichen Öle Oliven- oder Rapsöl. Die Gesamtfettzufuhr kann dann auf rund 35–38 % der Gesamtenergie ansteigen, vorausgesetzt, der Gehalt an gesättigten Fettsäuren liegt weiterhin unter 10 % der Energie und es werden auch 2–3 % ω-3-Fettsäuren aufgenommen. Derzeit gibt es noch keine genetischen Marker, durch deren Bestimmung sich erkennen ließe, welche Patienten besser auf eine kohlenhydratreichere und welche auf eine mehr fettbetonte Kost ansprechen. Eine sorgfältige ärztliche Überwachung der diätetischen Maßnahmen ist daher insbesondere zu Therapiebeginn unerläßlich, um gegebenenfalls ein ungeeignetes Diätregime frühzeitig erkennen und ändern zu können.

ω-3-Fettsäuren können gegebenenfalls in konzentrierter Form als Fischöl-Kapseln eingenommen werden, wenn z. B. ein regelmäßiger Fischverzehr aufgrund unüberwindlicher geschmacklicher Aversionen nicht zu erreichen ist, oder wenn die Verzehrmengen an fettreichem Fisch wegen einer Reduktionskost nur gering sein sollen. Fischölkonzentrate sollten aber nur unter ärztlicher Kontrolle eingenommen werden. Dabei ist darauf zu achten, nur Präparate mit einem standardisierten Gehalt an ω-3-Fettsäuren zu verwenden.

5.1.3 Ernährung bei kombinierter (gemischter) Hyperlipidämie

Bei kombinierten Formen der Hyperlipidämie ist das Muster der Serumlipiderhöhungen sehr unterschiedlich und kann sich auch im Laufe der Zeit ändern. Dementsprechend sind unterschiedliche Schwerpunkte in der Ernährungstherapie zu setzen. Steht eine Erhöhung von Gesamt- und LDL-Cholesterin im Vordergrund, so gelten vorrangig die Grundsätze der cholesterinsenkenden Kost (s. Kap. 5.1.1). Neue wissenschaftliche Erkenntnisse deuten darauf hin, daß sich insbesondere bei einer Lipid-Trias, also erhöhten Triglyzeridwerten in Kombination mit erhöhtem LDL-Cholesterin und niedrigem HDL-Cholesterin, vielfach die günstigsten Veränderungen mit einer Monoensäure-betonten Kost erzielen lassen. Wenn diese wenig gesättigte Fettsäuren, zusätzlich ω-3-Fettsäuren und viele Ballaststoffe enthält, lassen sich Serumtriglyzeride und LDL-Cholesterin zumeist wirkungsvoll senken bei einer gleichzeitigen Steigerung des HDL-Cholesterins.

5.1.4 Ernährung bei Chylomikronämie

Der Defekt im Stoffwechsel der Nahrungsfette bei Chylomikronämie führt dazu, daß im Nüchternserum Chylomikronen vorhanden sind und Triglyzeridkonzentrationen von über 1000 mg/dl gemessen werden (s. Kap. 2.1.2). Dementsprechend sind die Nahrungsfette, insbesondere die langkettigen Fettsäuren, drastisch einzuschränken. Anfangs muß eine extrem fettarme Kost eingehalten werden mit einem Fettgehalt von nicht mehr als 10 % der Energie (d.h. rund 20–25 g/Tag). Dies ist nur möglich, wenn auf Speisefette und Speiseöle vollständig verzichtet wird und nur sehr magere Lebensmittel, bevorzugt pflanzliche Produkte, verzehrt werden. Unter dieser Diät gehen die Chylomikronen meist rasch zurück. Die Fettzufuhr kann anschließend langsam auf 15–25 % der Energie gesteigert werden, abhängig von der individuellen Verträglichkeit und der Höhe der Serumtriglyzeride, die regelmäßig kontrolliert werden müssen. Ihr Gehalt sollte möglichst unter 500–700 mg/dl liegen.

Auch langfristig sollte beim Chylomikronämie-Syndrom auf übliche Streichfette und Speiseöle weitestgehend verzichtet werden. Statt dessen können spezielle Diätfette, sog. *MCT-Fette*, verwendet werden. Hierbei handelt es sich um Spezialfette, die aus mittelkettigen Triglyzeriden (middle-chain Triglycerides = MCT) bestehen. MCT werden nach ihrer Resorption aus dem Darm über das Pfortaderblut, nicht über die Lymphbahn, zur Leber transportiert. Dabei werden keine Chylomikronen gebildet. Zusätzlich zu den MCT-Fetten ist die Aufnahme von 5–10 g eines linolsäurereichen Öles empfehlenswert, damit es nicht zu einem Mangel an essentiellen Fettsäuren kommt.

Die Langzeitkost beim Chylomikronämie-Syndrom muß größtenteils aus pflanzlichen Lebensmitteln bestehen. Nur so kann ein Überschreiten des erlaubten niedrigen Fettgehaltes vermieden werden. Bei allen tierischen Produkten gilt es, ausschließlich extrem magere Erzeugnisse zu wählen. Zur Vermeidung einer möglichen Erhöhung der VLDL-Triglyzeride durch Kohlenhydrate ist auf Zucker und zuckerreiche Lebensmittel zugunsten von stärkereichen Produkten mit einem hohen Ballaststoffgehalt zu verzichten.

5.1.5 Energiereduzierte lipidsenkende Kost

Der Abbau von Übergewicht hat in aller Regel günstige Auswirkungen auf den gesamten Fettstoffwechsel. Triglyzeride, Gesamt- und LDL-Cholesterin werden gesenkt, der HDL-Cholesteringehalt steigt an.

Die Gewichtsabnahme sollte langsam, aber stetig erfolgen. Die idealen Abnahmeraten für eine gefahrlose Gewichtsreduktion liegen zwischen 0,5 und 1 kg pro Woche. Um zu erreichen, daß Körperfett abgebaut wird, muß die tägliche Kalorienzufuhr den individuellen Energiebedarf um mindestens ein Drittel unterschreiten. Das bedeutet, daß abhängig vom jeweiligen Energieumsatz zwischen 500 kcal (2100 kJ) bei Frauen und 800 kcal (3400 kJ) bei Männern eingespart werden müssen. Die tägliche Kalorienzufuhr sollte langfristig nicht niedriger sein als 1000 bis 1200 kcal (4200–5000 kJ) pro Tag, da bei einem niedrigeren Energiegehalt keine ausreichende Versorgung mit essentiellen Nährstoffen mehr möglich ist.

Die sog. *Reduktionskost* sollte nach den gleichen Grundsätzen zusammengestellt werden wie die beschriebene cholesterinsenkende Kost. Entscheidend ist also auch hier die Begrenzung der Fettzufuhr, insbesondere der gesättigten Fettsäuren. Bei der energiereduzierten lipidsenkenden Kost ist die Einschränkung von Fett und gesättigten Fettsäuren nicht nur wegen der Serumcholesterin-erhöhenden Wirkung notwendig, sondern gleichermaßen aufgrund des hohen Energiegehaltes der Fette. Pro Gramm liefert Fett rund 9 kcal (38 kJ) und damit das Doppelte wie die Nährstoffe Kohlenhydrate und Eiweiß, die je 4 kcal (17 kJ) pro g liefern. Tabelle 8 veranschaulicht, daß es allein durch den Austausch von fettreichen gegen magere Produkte und ohne Einschränkung der Nahrungsmenge bereits gelingt, erhebliche Mengen an Kalorien einzusparen.

Tab. 8: Austauschbeispiele zum Einsparen von Energie (rund 2000 kJ bzw. 500 kcal)

	Energiereiche Lebensmittel		
30 g	Salami	690 kJ	(165 kcal)
200 g	Pommes frites	1530 kJ	(365 kcal)
150 g	Schweineschnitzel	1050 kJ	(250 kcal)
250 ml	Vollmilch	690 kJ	(165 kcal)
Insgesamt		4340 kJ	(1035 kcal)
	Energiearme Alternativen		
30 g	magerer Kochschinken	270 kJ	(65 kcal)
200 g	Pellkartoffeln	670 kJ	(160 kcal)
150 g	Hähnchenschnitzel	670 kJ	(160 kcal)
250 ml	fettarme Milch	500 kJ	(120 kcal)
Insgesamt		2110 kJ	(505 kcal)

Des weiteren ist es unerläßlich, auf Zucker, zuckerreiche Lebensmittel sowie auf Alkohol zu verzichten, da diese Produkte lediglich sog. „*leere Kalorien*“, aber keine essentiellen Nährstoffe liefern. Durch den Verzehr kohlenhydratreicher Lebensmittel mit hohem Ballaststoffgehalt wird gleichzeitig eine gute Sättigung erzielt, Hungergefühl vermieden und damit die Gewichtsabnahme erleichtert. Gemüse aller Art, kalorienfreie Getränke sowie klare Suppen können praktisch ohne Mengenbegrenzung verzehrt werden. Bei allen übrigen Lebensmitteln ist eine gewisse Begrenzung der Verzehrmengen unumgänglich. Anhaltspunkte für jeweils empfehlenswerte Mengen der verschiedenen Lebensmittelgruppen gibt Tabelle 9.

5.2 Medikamentöse Therapie

Wenn es durch konsequente Ernährungsumstellung und, falls notwendig, Normalisierung des Körpergewichts in Kombination mit einer gesteigerten körperlichen Aktivität nicht gelingt,

Tab. 9: Unbegrenzt und begrenzt erlaubte Lebensmittel bei energiereduzierter lipidsenkender Kost

Unbegrenzt erlaubte Lebensmittel	
In normalen Portionen – zu Mahlzeiten oder als Zwischenmahlzeit – ohne Begrenzung erlaubt.	
Gemüse:	Alle Sorten, frisch oder tiefgefroren, als Salat, Rohkost oder gegart.
Suppen:	Klare Fleischbrühe, klare Suppen.
Getränke:	Ungezuckerter Kaffee oder Tee, Mineralwasser, zuckerfreie Erfrischungsgetränke.
Begrenzt erlaubte Lebensmittel	
Aus jeder Lebensmittelgruppe kann die empfohlene Menge beliebig zusammengestellt werden. (1 Tasse = 200 ml)	
Hülsenfrüchte:	½ Tasse 3–4 mal pro Woche, z. B. Linsen, Erbsen, weiße Bohnen, Kidneybohnen, Sojabohnen.
Getreideprodukte, Kartoffeln:	5 Portionen/Tag. 1 Portion = 1 dünne Scheibe Vollkornbrot oder 1 Tasse Frühstückscerealien oder ½ Tasse Reis oder ½ Tasse eifreie Teigwaren oder 1 mittlere Kartoffel.
Obst:	4 Stück bzw. Portionen pro Tag. Frisches Obst, keine Konserven; alle Sorten außer Bananen und Weintrauben.
Fisch und sehr mageres Fleisch:	100 g pro Tag.
Milchprodukte und Eier:	2 Portionen pro Tag. 1 Portion = 1 Tasse fettarme Milch oder 1 Tasse fettarmer Joghurt oder 1 Tasse magerer Frischkäse oder 30 g fettarmer Käse. Zusätzlich 1–2 Eier pro Woche.
Speisefette, -öle:	15 g (3–4 Teelöffel) pro Tag. Nur Öl oder Margarine mit hohem Anteil an ungesättigten Fettsäuren verwenden.

erhöhte Blutfette in ausreichendem Maße zu senken, kann eine zusätzliche medikamentöse lipidsenkende Therapie erforderlich werden. Die Entscheidung hierüber sollte nicht allein auf dem Gehalt an Serumlipiden basieren, sondern auf dem Gesamt-KHK-Risiko des Patienten unter Berücksichtigung aller bestehenden Risikofaktoren. Wegen der natürlichen Schwankung der Blutfettwerte sollten mindestens zwei Meßwerte vorliegen, bevor mit einer medikamentösen Therapie begonnen wird.

Je höher das koronare Risiko im Einzelfall ist, desto kürzer sollte die Therapiephase allein mit nichtmedikamentösen Maßnahmen sein. Lediglich wenn bei Patienten mit sehr hohem KHK-Risiko, z.B. bei bereits bestehender koronarer Herzkrankheit oder bei familiärer Hypercholesterinämie, die LDL-Cholesterinwerte vor Beginn der Therapie so hoch sind, daß der jeweilige Zielwert erfahrungsgemäß nur durch Ernährungstherapie nicht erreichbar ist, sind unverzüglich zusätzlich Medikamente angezeigt. Bei Patienten mit vergleichsweise geringerem Risiko (z.B. LDL-Cholesteringehalt 195 mg/dl, aber keine sonstigen Risikofaktoren), kann über einen mehrmonatigen Zeitraum hinweg versucht werden, das LDL-Cholesterin durch Ernährungsumstellung, Gewichtsnormalisierung und körperliche Aktivität unter 180 mg/dl zu reduzieren. Erst wenn sich nach der längeren Umstellungsphase noch kein befriedigendes Ergebnis einstellt, ist die Gabe von Medikamenten sinnvoll.

Wann also eine medikamentöse Therapie notwendig ist und wie sie im Einzelfall aussehen sollte, muß der behandelnde Arzt entscheiden. Konkrete Therapieempfehlungen können daher an dieser Stelle nicht gegeben werden. Die verschiedenen Gruppen von Lipidsenkern werden lediglich kurz mit ihren Wirkungen und möglichen Nebenwirkungen vorgestellt.

Cholesterin-Synthesehemmer (Statine)

Die Cholesterin-Synthesehemmer sind die derzeit wirksamsten Mittel zur Senkung hoher Gesamt- und LDL-Cholesterinwerte. Insbesondere bei stark erhöhtem LDL-Cholesterin (z.B. familiärer Hypercholesterinämie) gelten sie daher als das Mittel der Wahl. Gleichzeitig führen Statine zu einem mäßigen

Anstieg des HDL-Cholesterins und einer leichten Abnahme der Triglyzeride.

Die Wirksubstanzen der Cholesterin-Synthesehemmer sind *Atorvastatin, Cerivastatin, Fluvastatin, Lovastatin, Pravastatin, Simvastatin.* Cholesterin-Synthesehemmer entfalten ihre Wirkung, indem sie ein Schlüsselenzym der körpereigenen Cholesterinbildung hemmen. Dadurch wird der Cholesteringehalt in den Zellen reduziert, die Bildung der LDL-Rezeptoren gesteigert und das LDL-Cholesterin beschleunigt aus dem Blut entfernt.

Statine werden normalerweise gut vertragen. Es kann zu einer Erhöhung verschiedener Leber- oder Muskelenzyme kommen, die aber zumeist nur leicht und vorübergehend ist. Sehr selten können als Nebenwirkung Muskelschmerzen, Magen-Darm-Beschwerden oder Kopfschmerzen auftreten.

Abhängig von der Dosishöhe senken Statine den Gesamtcholesteringehalt um 25–50 %, das LDL-Cholesterin um 35–55 %. Der Anstieg des HDL-Cholesterins liegt in der Größenordnung von 5–10 %, die Senkung der Serumtriglyzeride bei 10–20 %.

Ionenaustauscherharze

Ionenaustauscherharze (die Wirksubstanzen heißen *Cholestyramin* oder *Colestipol*) bewirken lediglich eine Senkung des Serumcholesterins durch Abnahme des LDL-Cholesteringehaltes. Sie entfalten ihre Wirkung im Darm. Dort binden sie die zur Fettverdauung abgegebenen Gallensäuren, die ja normalerweise mit den Fettbruchstücken wieder zurückresorbiert werden, so daß diese vermehrt mit dem Stuhl ausgeschieden werden. Der Körper muß daraufhin Gallensäuren in der Leber aus Cholesterin neu bilden. Cholesterin wird also vermehrt benötigt, und die Cholesterinaufnahme aus dem Blut steigt mit der Folge einer Senkung des LDL-Cholesteringehaltes.

Ionenaustauscherharze werden als Granulat, aufgelöst in Flüssigkeit, oder in Tablettenform eingenommen. Bei einer Reihe von Patienten führen diese Präparate besonders zu Beginn der Therapie zu Magen-Darm-Beschwerden oder Stuhlverstopfung. Diese Nebenwirkungen lassen sich vielfach vermeiden, wenn die Einnahme mit einer niedrigen Dosierung begonnen und allmählich bis zur erforderlichen Menge gesteigert wird, so daß der Körper sich langsam an das Medikament gewöhnt. Bei Verabreichung der Höchstmengen kann das LDL-Cholesterin im günstigsten Fall um 20–30 % gesenkt werden.

Fibrate

Fibrate sind besonders nützlich bei kombinierter Hyperlipidämie und bei Hypertriglyzeridämie. Sie senken die Serumtriglyzeride wirksam und erhöhen gleichzeitig das HDL-Cholesterin. Sie können auch bei geringer bis mäßiger Hypercholesterinämie eingesetzt werden und reduzieren dann das LDL-Cholesterin.

Zur Wirkstoffklasse der Fibrate gehören *Bezafibrat, Ciprofibrat, Fenofibrat, Gemfibrozil.* Die Wirkung der Fibrate beruht darauf, daß sie verschiedene Abbaumechanismen im Fettstoffwechsel intensivieren. Auch Fibrate werden gewöhnlich gut vertragen. Unerwünschte Begleiterscheinungen können Magen-, Darm- oder Muskelbeschwerden sein. Möglich sind auch Potenzstörungen sowie ein Anstieg der Leberenzyme.

Nikotinsäure

Nikotinsäure gehört zur Gruppe der B-Vitamine und beeinflußt in hohen Dosierungen den Fettstoffwechsel. Sie führt zu einer Verminderung der VLDL-Triglyzeride und in geringerem Ausmaß auch zu einer Senkung des Cholesterins, bedingt durch eine Abnahme der LDL-Cholesterinkonzentration.

In den ersten ein bis zwei Behandlungswochen kommt es sehr häufig zu einer starken Erweiterung der Hautgefäße mit Hautrötung und Juckreiz. Nach längerer Gabe klingen diese Symptome aber wieder ab und verschwinden bei den meisten Patienten vollständig. Die anfänglichen Beschwerden können zumindest reduziert werden, indem zu Therapiebeginn eine sehr niedrige Dosis verabreicht wird, die sich dann schrittweise steigern läßt. Daneben können verschiedene andere Nebenwirkungen auftreten, unter anderem Magen-Darm-Beschwerden, eine Erhöhung der Harnsäurewerte oder ein Anstieg der Leberenzyme.

Kombinationstherapie

Bei manchen Patienten mit schweren Hyperlipidämien reicht die Gabe eines einzelnen Medikamentes in Verbindung mit Ernährungsmaßnahmen nicht aus, um die angestrebte Senkung der Serumcholesterin- bzw. Triglyzeridwerte zu erreichen. In diesen Fällen kann eine lipidsenkende Kombinationstherapie erforderlich werden.

So wird bei der familiären Hypercholesterinämie zuweilen eine Kombination von Statinen und Ionenaustauscherharzen eingesetzt, um die höchstmögliche Cholesterinreduktion zu erreichen. Bei Patienten mit gemischter Hyperlipidämie kann eine Kombination von Ionenaustauscherharzen mit Fibraten oder Nikotinsäure sinnvoll sein.

6. Bedeutung weiterer Risikofaktoren für Herz-Kreislauf-Erkrankungen

Wie mehrfach erörtert, wird das Risiko für Herz-Kreislauf-Erkrankungen nicht allein durch die Höhe der Blutfette, sondern durch das *Gesamtrisiko* bestimmt, wobei alle möglichen Risikofaktoren berücksichtigt werden müssen. Dabei unterscheidet man zwischen sog. *nicht beeinflußbaren Faktoren* und *beeinflußbaren Risikofaktoren* (s. Tab. 10). Das Gesamtrisiko kann nur durch eine umfassende ärztliche Untersuchung festgestellt werden. Das KHK-Risiko ist insbesondere dann hoch, wenn bereits eine koronare Herzkrankheit vorliegt, wenn zwei oder mehrere Risikofaktoren bestehen oder wenn ein einziger, aber sehr schwerwiegender Risikofaktor vorliegt.

Ziel der Behandlung ist es, alle beeinflußbaren Risikofaktoren so weit wie möglich zu vermindern oder ganz zu beseitigen. Bei der Wahl der Therapie spielt auch der Schweregrad der einzelnen Risikofaktoren eine Rolle. Ein nur leicht erhöhter Blutdruck bzw. ein leichtes Übergewicht sind anders zu bewerten als schwerer Bluthochdruck oder ausgeprägtes Übergewicht.

Die wichtigsten Risikofaktoren werden nachfolgend kurz vorgestellt. Es würde jedoch den Rahmen dieses Buches sprengen, umfassend auf ihre Ursachen und Behandlung einzugehen.

Tab. 10: Risikofaktoren der koronaren Herzkrankheit

Beeinflußbare Risikofaktoren	Andere Faktoren, die das Risiko beeinflussen
Hyperlipidämie Bluthochdruck Zigarettenrauchen Diabetes mellitus Übergewicht erhöhtes Fibrinogen	positive Familienanamnese Alter Geschlecht

6.1 Nicht beeinflußbare Faktoren

6.1.1 Alter

Die koronare Herzkrankheit tritt bei Männern mit ansteigendem Alter zunehmend häufiger auf. Einen ähnlichen Trend gibt es bei Frauen, doch beginnt er bei ihnen erst etwa mit dem 50. Lebensjahr. Entsprechend steigt auch die Bedeutung der verschiedenen Risikofaktoren mit dem Alter an. Ebenso treten mit höherem Alter immer häufiger mehrere Risikofaktoren gleichzeitig auf, die dann das KHK-Risiko ganz massiv erhöhen.

Andererseits beginnen arteriosklerotische Gefäßveränderungen sehr häufig schon in jungen Jahren, so daß es auch in diesem Alter wichtig ist, Risikofaktoren vorzubeugen bzw. vorhandene zu behandeln.

6.1.2 Geschlecht

Bei Frauen vor dem Klimakterium ist die koronare Herzkrankheit sehr selten, sofern keine schweren erblich bedingten Fettstoffwechselstörungen oder Diabetes vorliegen. Nach dem Klimakterium steigt das Herzinfarktrisiko auch bei den Frauen an, zwischen dem 70. und 80. Lebensjahr erkranken etwa gleich viele Männer wie Frauen an koronarer Herzkrankheit.

Männer haben also vor dem 70. Lebensjahr ein höheres koronares Risiko als Frauen, und die KHK ist bereits bei jungen Männern zwischen 35 und 45 Jahren eine führende Todesursache.

Grundsätzlich ist aber Frauen und Männern jeden Alters eine gesunde Lebensführung zur Vorbeugung von Herz-Kreislauf-Erkrankungen zu empfehlen. Dies gilt um so mehr, als die beschriebenen Maßnahmen (fettarme Ernährung, Vermeidung oder Abbau von Übergewicht, regelmäßige körperliche Aktivität) sich nicht nur positiv auf das koronare Risiko auswirken, sondern ebenso auf andere Zivilisationskrankheiten wie Diabetes, bestimmte Krebsarten und verschiedene Magen-Darm-Erkrankungen.

6.1.3 Familiäre Veranlagung

Eine *positive Familienanamnese*, d.h. das Vorkommen von Herz-Kreislauf-Erkrankungen in der Familie, ist ein wichtiger KHK-Risikofaktor. Dabei ist die Nähe des Verwandtschaftsgrades der betroffenen Personen zum Patienten, ihr Alter beim erstmaligen Auftreten der Erkrankung und auch die Anzahl der betroffenen Verwandten zu berücksichtigen. Insbesondere wenn bei Verwandten 1. Grades (d.h. Eltern, Geschwister) vor dem 50. Lebensjahr bereits eine koronare Herzkrankheit oder auch ein Schlaganfall aufgetreten ist, muß von einer hohen familiären Belastung ausgegangen werden.

6.2 Bluthochdruck

Neben den Hyperlipidämien ist hoher Blutdruck (Hypertonie) sowohl einer der bedeutendsten als auch der häufigsten Risikofaktoren für Arteriosklerose und Herz-Kreislauf-Erkrankungen. Am stärksten ist der Zusammenhang zwischen hohem Blutdruck und einer Arteriosklerose der Hirngefäße, dem Schlaganfall. Gleichwohl besteht ebenfalls eine eindeutige Beziehung zwischen dem Blutdruck und der koronaren Herzkrankheit, abhängig vom Ausmaß der Hypertonie. Ein Blutdruck von 160/95 mmHg bedeutet ein zweifach erhöhtes Risiko für koronare Herzkrankheit im Vergleich zu Blutdruckwerten unter 140/90 mmHg. Blutdruckwerte von 200/120 mmHg erhöhen das koronare Risiko sogar um das Fünffache.

Bluthochdruck verursacht eine ständige Überlastung des Blutkreislaufs und des Herzens, was langfristig zur Schädigung des Herzens sowie zu Herzschwäche führt. Gleichzeitig wird durch den erhöhten Druck auf die Arterien die Entwicklung und das Fortschreiten der Arteriosklerose gefördert.

Eine Senkung des hohen Blutdrucks reduziert sowohl die Schlaganfall- als auch die Herzinfarkthäufigkeit. Von einer Behandlung profitieren Patienten mit mildem und ausgeprägtem Bluthochdruck in jedem Alter. Der *systolische Blutdruck* (oberer Meßwert) sollte auf 140 mmHg oder weniger, der *diastolische Blutdruck* (unterer Meßwert) auf 85–90 mmHg oder weniger gesenkt werden. Bei Personen über 75 Jahren können höhere diastolische Werte toleriert werden.

Bei einer entsprechenden erblichen Veranlagung für Hypertonie können verschiedene äußere Faktoren, allen voran Ernährungseinflüsse, die Entwicklung einer Hypertonie fördern sowie ihren Schweregrad beeinflussen. Relevante Ernährungseinflüsse sind primär Übergewicht, Kochsalz- und Alkoholzufuhr.

Der Zusammenhang zwischen Übergewicht und Bluthochdruck ist sehr eng. Parallel zum Körpergewicht steigt die Häufigkeit des Hochdrucks an. Bei Bluthochdruck-Patienten mit Übergewicht läßt sich allein durch Gewichtsabnahme bereits eine deutliche Blutdrucksenkung erzielen. Deshalb ist grundsätzlich bei allen übergewichtigen Hypertonikern eine Normalisierung des Körpergewichtes anzustreben.

Der wichtigste qualitative Ernährungsfaktor ist eine hohe Kochsalzaufnahme. Kochsalz besteht aus Natrium und Chlorid, blutdrucksteigernd wirkt nur das Natrium. Es kommt zu verschiedenen Regulationsstörungen des Natriumstoffwechsels, die letztlich zu einem Anstieg des Blutdrucks führen. Entsprechend bewirkt eine Reduzierung der Natrium- bzw. Salzzufuhr eine Blutdrucksenkung. Sie ist daher unverzichtbarer Bestandteil jeder Hypertonietherapie, wenngleich das Ausmaß der erzielbaren Blutdrucksenkung individuell sehr unterschiedlich ist, vermutlich bedingt durch erbliche Faktoren.

Im allgemeinen wird eine mäßig salzarme Kost mit einem Kochsalzgehalt von 6 g/Tag (entsprechend 2,4 g Natrium) empfohlen. Dies erfordert den weitgehenden Verzicht auf Salz zum Würzen – statt dessen können reichlich Gewürze und Kräuter verwendet werden –, aber vor allem auch eine Einschränkung des Verzehrs salzreicher Lebensmittel, insbesondere geräucherte, gesalzene, gepökelte Produkte, gereifter Käse und Fertigsoßen, -suppen und -gerichte.

Die Auswirkungen des Alkohols auf die Blutdruckerhöhung wurden in der Vergangenheit unterschätzt. In etwa 10 % der

Fälle ist Alkohol allein für die Hypertonie verantwortlich. Alkoholabstinenz führt zu einer Blutdrucksenkung. Die genauen Mechanismen der alkoholbedingten Blutdrucksteigerung sind teilweise noch ungeklärt. Hypertoniker sollten ihren Alkoholkonsum auf weniger als 20 g/Tag begrenzen.

Neben den genannten Faktoren sind möglicherweise weitere Ernährungseinflüsse bei der Hypertonie von Bedeutung, so der Kalium-, Calcium-, Magnesium-, Ballaststoffgehalt der Kost und die Zusammensetzung der Nahrungsfette. Diese Zusammenhänge sind aber derzeit nicht so gesichert, daß sich daraus Empfehlungen ableiten lassen. Zur Vermeidung anderer Risikofaktoren und als Teil einer insgesamt vorbeugenden Ernährung kann jedoch wie bei der cholesterinsenkenden Kost eine Verringerung der Aufnahme an gesättigten Fettsäuren, eine Erhöhung der ungesättigten Fettsäuren sowie eine Steigerung der Ballaststoffaufnahme empfohlen werden.

6.3 Rauchen

Zigarettenrauchen ist eine Hauptursache bei etwa 30% aller Herz-Kreislauf-Todesfälle. Dabei besteht kein Unterschied zwischen Filter- und filterlosen Zigaretten, wohl aber eine Beziehung zu der Anzahl der konsumierten Zigaretten. Während ein Raucher, der ein Päckchen Zigaretten pro Tag raucht, ein etwa doppelt so hohes Risiko hat wie ein Nichtraucher, ist es bei zwei Päckchen pro Tag bereits auf das Dreifache gesteigert.

Rauchen erhöht das Risiko aufgrund mehrerer Mechanismen. Zunächst wird durch das Inhalieren des Nikotins das Hormon *Adrenalin* freigesetzt. Dieses bewirkt, daß die Herzmuskelarbeit verstärkt und beschleunigt wird, Blutdruck und Pulsfrequenz steigen an. Für die Mehrarbeit benötigt der Herzmuskel mehr Sauerstoff. Die Sauerstoffzufuhr kann aber nicht erhöht werden, da ein Teil der roten Blutkörperchen (Erythrozyten) mit dem Kohlenmonoxid des Zigarettenrauches „besetzt" ist und nicht mehr für den Sauerstofftransport zur Verfügung steht. Damit besteht ein Mißverhältnis zwischen einem gesteigerten Sauerstoffbedarf auf der einen und einer verminderten Sauerstoffversorgung auf der anderen Seite. Außerdem findet man bei Rauchern häufiger arteriosklerotische Veränderungen an den Gefäßen als bei Nichtrauchern, und die Thrombosegefahr ist ungleich höher. Ganz besonders gefährdet sind in dieser Hinsicht Raucherinnen, die gleichzeitig hormonelle Empfängnisverhütungsmittel („Pille") einnehmen.

Die Auswirkungen des Rauchens werden noch verstärkt, wenn beim Raucher zusätzlich Bluthochdruck oder eine Hyperlipidämie besteht. Letztere treten bei Rauchern häufiger auf als bei Nichtrauchern. Typisch sind dabei höhere Gesamt- und LDL-Cholesterinwerte bei niedrigeren Konzentrationen an HDL-Cholesterin.

Das Aufgeben des Rauchens reduziert das koronare Risiko bis ins hohe Alter wirksam. Dabei verläuft die Risikominderung mit zunehmender Nichtraucherdauer stetig. Ex-Raucher, die 15 Jahre nicht mehr geraucht haben, weisen kein höheres Herzinfarktrisiko mehr auf als Personen, die nie geraucht haben.

Die Abhängigkeit vom Nikotin und von den Rauchgewohnheiten zu überwinden, ist nicht einfach. Entscheidende Voraussetzung hierbei ist der feste Wille des Betroffenen. Für manche Raucher kann in der Übergangsphase die Verwendung von Nikotinersatz in Form von Nikotinkaugummi oder nikotinhaltigem Hautpflaster hilfreich sein. Patienten, die bereits eine Herz-Kreislauf-Erkrankung haben, sollten das Rauchen aber möglichst ohne Verwendung von Nikotinersatz unverzüglich aufgeben.

6.4 Diabetes mellitus

Der Diabetes mellitus ist eine chronische Erkrankung, die den gesamten Stoffwechsel betrifft und gekennzeichnet ist durch eine unzureichende Wirkung des Hormons *Insulin*, welches in der Bauchspeicheldrüse gebildet wird. Erstes meßbares Zeichen ist ein Anstieg des Blutzuckers (Hyperglykämie). Man unterscheidet Typ-1- und Typ-2-Diabetes. Beim Typ 1, der zumeist bereits im Kindes- oder Jugendlichenalter auftritt, kann nur noch wenig oder gar kein Insulin mehr produziert werden. Der Typ 2 ist dadurch charakterisiert, daß die Insulinwirkung gestört ist, man spricht von *Insulinresistenz*. Diese beruht auf einer gestörten Wechselwirkung zwischen Insulin und den Insulinrezeptoren an den Zellen sowie auf einer gestörten Verwertung des Zuckers (Glucose) in der Zelle. Die Insulinresistenz verursacht einen gesteigerten Insulinbedarf. Wenn die insulinproduzierenden Zellen der Bauchspeicheldrüse diesen gesteigerten Bedarf nicht mehr decken können, kommt es zum Ausbruch des Diabetes. 90–95 % aller Diabetiker haben einen Typ-2-Diabetes. Er entwickelt sich meist schleichend, die Patienten sind größtenteils übergewichtig.

Die Hauptursachen für Erkrankungen und Todesfälle bei Diabetikern sind arteriosklerotische Gefäßveränderungen. Dieses erhöhte Risiko wird durch verschiedene Faktoren verursacht. Dazu zählen unter anderem Störungen des Fettstoffwechsels, Bluthochdruck, Übergewicht. All diese Faktoren finden sich bei Diabetikern häufiger als bei Nichtdiabetikern. Fettstoffwechselstörungen sind gewöhnlich beim Typ-2-Diabetes ausgeprägter als beim Typ-1-Diabetes. Am häufigsten tritt eine Hypertriglyzeridämie auf, sehr oft vergesellschaftet mit einem niedrigen HDL-Cholesterin und gelegentlich mit erhöhtem LDL-Cholesterin. Diese Form der Fettstoffwechselstörung ist mit einem besonders hohen Risiko für Herz-Kreislauf-Erkrankungen behaftet (s. Kap. 3.4).

Wenn die Hyperglykämie wirksam behandelt und insbesondere das Übergewicht abgebaut werden, normalisieren sich in vielen Fällen auch die Blutfette weitgehend. Bleibt die Störung trotz guter Compliance bestehen, so liegt die Vermutung einer gleichzeitigen primären Fettstoffwechselstörung nahe. Wegen des hohen KHK-Risikos wird bei Diabetikern ein LDL-Cholesteringehalt unter 130 mg/dl, ein HDL-Cholesterin über 35 mg/dl sowie ein Triglyzeridgehalt unter 200 mg/dl angestrebt. Wenn bei Diabetikern bereits eine arteriosklerotische Gefäßerkrankung besteht, gelten noch niedrigere Zielwerte: LDL-Cholesterin unter 100 mg/dl, Triglyzeride unter 150 mg/dl. Werden diese Werte trotz konsequenter antidiabetischer Therapie nicht erreicht, sind zusätzlich lipidsenkende Medikamente anzuraten. Eine regelmäßige Kontrolle der Blutfette ist unerläßlich.

Bei der Behandlung des Typ-2-Diabetes stehen Veränderungen des Lebensstils im Vordergrund. Zweifellos ist bei übergewichtigen Diabetikern die Gewichtsreduktion die wichtigste Maßnahme, um die Insulinresistenz und die begleitenden Risikofaktoren wie Hyperlipidämie oder Bluthochdruck zu bessern. Es ist eine fettarme, energiereduzierte gemischte Kost zu empfehlen (s. Kap. 5.1.5), die eine langsame, aber stetige Gewichtsabnahme ermöglicht. Regelmäßige körperliche Betätigung trägt nicht nur zur Erleichterung der Gewichtsabnahme bei, sondern ebenso zur Verbesserung der Stoffwechsellage.

Eine spezielle oder typenspezifische Diät für Diabetiker gibt es nicht. Die immer noch verbreitete Einschränkung der Kohlenhydratzufuhr hat nach heutigem Wissensstand keine Berechtigung mehr. Eine fettreiche und kohlenhydratarme Ernährung, die meist mit einer hohen Aufnahme an gesättigten Fettsäuren einhergeht, würde zusätzliche Schäden hervorrufen und das koronare Risiko erhöhen. Nicht zuletzt auch zur Vorbeugung oder Behandlung von Hyperlipidämien wird Diabetikern eine Ernährung nach den Grundsätzen der lipidsenkenden Kost empfohlen, also eine Kost mit wenig gesättigten Fettsäuren, reich an komplexen Kohlenhydraten und Ballaststoffen.

Ebenso wie bei Hypertriglyzeridämie ist es für Diabetiker entscheidend, solche kohlenhydratreichen Lebensmittel zu bevorzugen, die ballaststoffreich sind (Vollkornprodukte, Gemüse, Hülsenfrüchte, Obst). Diabetiker sollten auf eine regelmäßige Mahlzeitenverteilung achten, am günstigsten sind 5–6 kleinere Mahlzeiten. Damit wird der Glucosestoffwechsel geschont, der Anfall großer Blutzuckermengen wird vermieden. Auf die Besonderheiten der Ernährung beim Typ-1-Diabetes kann an dieser Stelle nicht eingegangen werden.

Diabetiker mit Übergewicht, Hypertriglyzeridämie und/oder Hypertonie sollten Alkohol grundsätzlich meiden. Allen anderen Diabetikern wird wegen möglicher nachteiliger Wirkungen des Alkoholkonsums auf die Blutzuckerregulation angeraten, Alkohol nur gelegentlich, nur in mäßigen Mengen (unter 20 g/Tag) und nur zusammen mit einer kohlenhydrathaltigen Mahlzeit zu konsumieren.

6.5 Übergewicht

Übergewicht entsteht immer dann, wenn die tägliche Energiezufuhr langfristig höher ist als der Energieverbrauch des Körpers. Es kommt zu einer *positiven Energiebilanz*. Die überschüssige Energie wird als Fett im Fettgewebe gespeichert. Übergewicht geht daher in der Regel mit einer Vermehrung der Körperfettmasse einher.

Das Ausmaß des Übergewichtes wird klassifiziert anhand verschiedener Indizes, die das Verhältnis von Körpergewicht zu Körperlänge ausdrücken. Am gebräuchlichsten sind der *Bodymass-Index* sowie die *Gewichtseinteilung nach Broca*. Der Bodymass-Index (BMI, Körpermassenindex) ist der Quotient aus Körpergewicht und dem Quadrat der Körperlänge (kg : m^2). Der BMI korreliert am besten mit der Körperfettmasse und wird deshalb international in der Wissenschaft verwendet. Das *Broca-Normalgewicht* in kg ist für Männer definiert als Körpergröße in cm minus 100; für Frauen werden von diesem Wert noch 5–10 % abgezogen. Das Über- oder Unterschreiten des Broca-Normalgewichtes wird in Prozent angegeben. Die Angabe des Übergewichts in Prozent ist für die Patienten in der Regel anschaulicher als der BMI, so daß insbesondere in Deutschland das Broca-Normalgewicht immer noch gebräuchlich ist. Anhand der genannten Indizes läßt sich Übergewicht wie folgt einteilen:

Kategorie	BMI (kg/m^2)	Broca-Normalgewicht (%)
Normalgewicht	20–24,9	–
Übergewicht		
Mäßig	25–29,9	0–20
Deutlich	30–40	20–70
Extrem	>40	>70

Liegt der BMI über 30, spricht man von Fettleibigkeit (Adipositas). Man unterscheidet zwei Formen der Adipositas: Zum einen kann sich das abgelagerte Fett überwiegend in der Bauchregion befinden (androide oder abdominelle Adipositas oder Adipositas vom sog. „Apfel-Typ"), zum anderen kann es bei vergleichsweise schlankem Oberkörper hauptsächlich an Hüfte und Oberschenkeln lokalisiert sein (gynoide Adipositas oder Adipositas vom sog. „Birnen-Typ"). Bei Männern überwiegt die erstere Form, während die gynoide Form für Frauen typisch ist. Um die beiden Formen zu unterscheiden, mißt man das sog. *Taillen-Hüft-Verhältnis*, d.h., man bildet den Quotienten aus dem Taillenumfang und dem Hüftumfang (in cm). Ist dieser Wert bei Männern größer als 1,0 und bei Frauen als 0,85, spricht man von androider bzw. abdomineller Adipositas.

Übergewicht erhöht das Risiko für Herz-Kreislauf-Erkrankungen, abhängig vom Ausmaß des Übergewichts und von der Fettverteilung. Die Ursachen für die gewichtsabhängige Risikoerhöhung sind bis heute nicht vollständig geklärt. Unbestritten ist die Wirkung des Übergewichts auf andere Risikofaktoren der koronaren Herzkrankheit: Übergewicht erhöht den Blutdruck, das Gesamt- und LDL-Cholesterin sowie die Triglyzeride; es erniedrigt das HDL-Cholesterin und fördert die Entstehung einer Insulinresistenz. Nicht selten treten mehrere Risikofaktoren kombiniert und zudem in schwerer Form auf. Dabei wirkt sich insbesondere die androide Form der Adipositas negativ auf Blutfette, Blutdruck und Blutzukker aus. Erst bei extremem Übergewicht (BMI > 40 kg/m^2) sind diese gesundheitlichen Risiken unabhängig vom Typ der Fettverteilung massiv erhöht.

Der Abbau des Übergewichts ist daher zur Verringerung des koronaren Risikos unerläßlich. Wenn bei hochgradiger Adipositas nicht immer ein normales Körpergewicht erreicht werden kann, so wirkt sich auch schon eine deutliche Verringerung des Grades der Adipositas günstig aus. Die androide Adipositas gilt es besonders intensiv zu behandeln.

Ziel bei der Behandlung des Übergewichtes ist es, durch eine negative Energiebilanz – d.h., der Energieverbrauch ist höher als die Energiezufuhr – das übermäßige Körperfett zu reduzieren. Zum Abbau von 1 kg Körperfett müssen rund 7000 kcal (29,3 MJ) eingespart werden.

Anzustreben ist eine wöchentliche Gewichtsabnahme von nicht mehr als 0,5 bis 1 kg. Höhere Abnahmeraten sind nicht erwünscht, weil dann außer Körperfett auch fettfreie Körpermasse abgebaut wird. Zudem lassen sich hohe Abnahmeraten nur erreichen durch extreme bzw. einseitige Diäten, von denen grundsätzlich abzuraten ist. Sie bergen zum einen die Gefahr, daß es durch die einseitige Lebensmittelwahl zu einem Mangel an lebensnotwendigen Nährstoffen kommt, zum anderen können dadurch unter Umständen andere Risikofaktoren nachteilig beeinflußt werden. Außerdem sind solche Diäten in aller Regel nicht geeignet, um Langzeiterfolge zu erzielen, da sie nicht dazu beitragen, das Ernährungsverhalten zu verändern. Nur ein verändertes Eßverhalten aber kann einen dauerhaften Erfolg bringen. Daher ist eine allmähliche, aber stetige Gewichtsabnahme mit einer ausgewogenen kalorienreduzierten und fettarmen gemischten Kost zu empfehlen (s. Kap. 5.1.5).

6.6 Thrombogene Risikofaktoren

Eine *Thrombose* tritt ein, wenn es innerhalb des Blutgefäßes zur Blutgerinnung und Bildung eines Blutpfropfes kommt. Thrombotische Ereignisse sind eine häufige Komplikation bei fortgeschrittener Arteriosklerose und die wichtigste Ursache von akuten Ischämien. Bei den meisten Herzinfarkten spielt ein thrombotischer Verschluß von arteriosklerotisch verengten Gefäßabschnitten eine ausschlaggebende Rolle. Erhöhte Plasmagehalte an bestimmten Gerinnungsfaktoren, z.B. an *Fibrinogen,* gelten daher als weitere Risikofaktoren.

Die Thrombosegefahr kann vermindert werden durch die Gabe von Medikamenten, welche die Blutgerinnungsneigung herabsetzen (Aggregationshemmer). Hier hat sich die Langzeitgabe von niedrig dosierter *Acetylsalicylsäure* bewährt. Sie ist insbesondere bei Patienten mit koronarer Herzkrankheit, nach einem Schlaganfall und bei einer Ischämie an Arterien des Gehirns angezeigt. Neben der Acetylsalicylsäure werden seit kurzem auch einige neue Wirkstoffe als Aggregationshemmer eingesetzt. Die Wirkung von Aggregationshemmern ist am größten, wenn gleichzeitig eine cholesterinsenkende Kost mit geringem Anteil an gesättigten Fettsäuren eingehalten wird, wenn bei zusätzlichem Bluthochdruck dieser behandelt wird und wenn Raucher das Rauchen aufgeben.

In Kap. 4.2.3 wurde bereits beschrieben, daß auch ω-3-Fettsäuren die Thromboseneigung verringern. Dementsprechend ist ein regelmäßiger Verzehr von ω-3-fettsäurereichen Fischen (Makrele, Hering, Lachs) zu empfehlen.

6.7 Erhöhtes Homocystein

Homocystein ist eine schwefelhaltige Aminosäure, die in der Nahrung des Menschen nicht vorkommt. Homocystein wird im Organismus als kurzlebiges Zwischenprodukt im Stoffwechsel der Aminosäuren gebildet und beim gesunden Menschen rasch in andere Aminosäuren umgewandelt. Für den normalen Ablauf dieses Stoffwechsels sind die Vitamine Folsäure, Vitamin B_6 und B_{12} erforderlich.

Bei Patienten mit einer sehr seltenen angeborenen Störung des Homocysteinstoffwechsels, die mit einem stark erhöhten Homocysteingehalt im Blut einhergeht, entwickeln sich neben anderen Symptomen schon in jungen Jahren arteriosklerotische Gefäßveränderungen mit der Folge von Herzinfarkt oder Schlaganfall. Ausgehend von diesen Befunden, wird seit einigen Jahren untersucht, ob und inwieweit der Homocysteinspiegel bei allen Menschen ein Einflußfaktor bei der Entstehung der Arteriosklerose sein könnte. Dabei zeigte sich, daß Patienten mit arteriosklerotischen Gefäßerkrankungen im Durchschnitt tatsächlich deutlich höhere Homocysteinwerte hatten als vergleichbare gesunde Kontrollpersonen.

Die Wirkungen von Homocystein bei der Entstehung der Arteriosklerose sind erst ansatzweise erforscht, vermutlich gibt es mehrere Wirkungsmechanismen. So scheint Homocystein die innere Wandschicht der Blutgefäße zu schädigen, wodurch Zellwucherungen gefördert werden. Auch wird vermutet, daß Homocystein die Thromboseneigung und LDL-Oxidation begünstigt (s. Kap. 3.3).

Ebenso kann gegenwärtig die Frage nach der Höhe des „normalen" Homocysteingehaltes nicht eindeutig beantwortet werden. Bei gesunden Personen unter 40 Jahren werden im Durchschnitt Plasmakonzentrationen um 6–7 µmol/l gemessen. Dabei liegen die Werte bei Männern geringfügig höher als bei Frauen und steigen bei beiden Geschlechtern mit dem Alter an. Ein eindeutiger Grenzwert für den Homocysteinspiegel im Plasma, bei welchem das koronare Risiko signifikant erhöht ist, läßt sich nicht beziffern. Vermutlich steigt das Arteriosklerose-Risiko mit steigendem Homocysteinspiegel kontinuierlich an.

Da für einen reibungslosen Stoffwechsel und Abbau von Homocystein die Vitamine Folsäure, Vitamin B_{12} und B_6 erforderlich sind, kommt es immer dann zu einem Anstieg des Homocysteins im Plasma, wenn der Organismus nicht ausreichend mit diesen drei Vitaminen versorgt ist. Insbesondere die Folsäurezufuhr ist in diesem Zusammenhang bedeutsam. Personen, die reichlich Folsäure aufnehmen und deren Folsäuregehalt im Blut entsprechend hoch ist, weisen eine niedrige Homocysteinkonzentration auf, während mit abnehmendem Folsäuregehalt im Blut der Homocysteinspiegel ansteigt. Der Homocysteingehalt kann bereits mit Vitaminzulagen von 400 µg Folsäure, 2 mg Vitamin B_6 und 6 µg Vitamin B_{12} pro Tag signifikant gesenkt werden.

Ein großer Teil der Bevölkerung nimmt aber gegenwärtig vor allem deutlich weniger Folsäure als die genannten 400 µg pro Tag zu sich. Dabei können die genannten Vitaminzufuhrmengen durchaus mit einer vollwertigen Ernährung erreicht werden, die reichlich, d.h. mindestens 500 g/Tag, Gemüse, Salate und Obst enthält. Ob eine zusätzliche Vitaminsupplementierung von Folsäure oder einer Kombination der drei genannten Vitamine weitere Vorteile bringt und welches die optimale Dosierung wäre, läßt sich derzeit noch nicht ab-

schließend beantworten. Es kann daher nur die Empfehlung für eine vitaminreiche, speziell folsäurereiche Kost ausgesprochen werden. Eine Ernährung nach den Grundsätzen der cholesterinsenkenden Kost (s. Kap. 5.1.1), die ja ebenfalls einen hohen Anteil an pflanzlichen Lebensmitteln (Vollkornprodukte, Gemüse, Salat, Obst) enthalten sollte, sichert gleichzeitig eine ausreichende Zufuhr an den genannten Vitaminen. Sofern sie die genannten Obst- und Gemüsemengen enthält, ist die lipidsenkende Kost also ebenfalls eine homocysteinsenkende Kost.

6.8 Risiko für Herz-Kreislauf-Erkrankungen bei Frauen und älteren Menschen

6.8.1 Frauen

Die koronare Herzerkrankung ist bei Frauen vor dem Klimakterium selten, außer wenn ein Risikofaktor in schwerster Form (z. B. familiäre Hypercholesterinämie) vorliegt oder mehrere Risikofaktoren gleichzeitig bestehen. Dieser Schutz vor koronarer Herzkrankheit wird den körpereigenen Östrogenen zugeschrieben. Höhere LDL- oder niedrigere HDL-Cholesterinwerte müssen nur selten mit Medikamenten behandelt werden. Bei Frauen im gebärfähigen Alter sollten lipidsenkende Medikamente grundsätzlich nur eingesetzt werden, wenn eine gesicherte Empfängnisverhütung gewährleistet ist.

Nach dem mit einem Abfall der körpereigenen Östrogenproduktion einhergehenden Klimakterium steigt das koronare Risiko steil an. Es kommt zu einer deutlichen Erhöhung von Gesamt- und LDL-Cholesterin, HDL-Cholesterin verändert sich zumeist nur wenig. Daher müssen Risikofaktoren bei Frauen nach den Wechseljahren ebenso konsequent behandelt werden wie bei Männern.

In epidemiologischen Studien bewirkte die Gabe von Östrogenen bei Frauen im Klimakterium eine Senkung des LDL- sowie eine Erhöhung des HDL-Cholesterins und damit auch eine Verminderung des koronaren Risikos. Allerdings wurde in einigen Studien beobachtet, daß durch die Gabe von Östrogen-Präparaten das Risiko für Brustkrebs (Mammakarzinom) auf das etwa Anderthalbfache anstieg. Aus diesem Grunde kann nicht generell zu einer Hormonsubstitution geraten werden, sondern das Verhältnis von Nutzen zu Risiko muß in jedem Einzelfall sorgfältig vom Arzt überprüft werden. Bei Frauen mit einem insgesamt hohen koronaren Risiko kann man davon ausgehen, daß die positiven Effekte einer Hormongabe auf die Entstehung von koronarer Herzkrankheit (und ebenso von Osteoporose) mögliche negative Auswirkungen auf das Brustkrebsrisiko deutlich überwiegen.

Insbesondere angesichts der Tatsache, daß Herz-Kreislauf-Erkrankungen bei Frauen in jüngeren Jahren nur vergleichsweise selten auftreten, stammen die meisten Daten über Zusammenhänge zwischen Risikofaktoren und koronarer Herzkrankheit aus Untersuchungen an Männern. Nach wie vor ist fraglich, ob die bei Männern beobachteten Zusammenhänge grundsätzlich ebenso für Frauen gelten. Zumindest teilweise gibt es vermutlich Unterschiede. Es besteht jedoch kein Zweifel, daß eine gesunde Lebensweise, d.h. Vermeidung von Übergewicht, fettarme Ernährung, regelmäßige Bewegung, Nichtrauchen und wenig Alkohol auch bei Frauen jeden Alters entscheidend zu einem niedrigen Risiko für Herz-Kreislauf-Erkrankungen beiträgt.

6.8.2 Ältere Menschen

Bei älteren Menschen ist die Häufigkeit an koronarer Herzkrankheit besonders hoch. Auch finden sich in dieser Altersgruppe viele Menschen, bei denen gleichzeitig mehrere Risikofaktoren bestehen. Eine wirkungsvolle Behandlung der Risikofaktoren trägt daher zu einer deutlichen Verringerung des koronaren Risikos gerade auch bei älteren Menschen bei. Diese Beziehung gilt noch für Personen nach dem 70. Lebensjahr und schwächt sich erst in sehr hohem Alter ab.

Auch bei älteren Menschen kann die Entwicklung einer Arteriosklerose durch die Beseitigung der Risikofaktoren verlangsamt oder gestoppt werden. Vor allem der Nutzen einer Cholesterin- und Blutdrucksenkung bei dieser Personengruppe ist aufgrund zahlreicher Untersuchungen erwiesen. Bei der Entscheidung, ob lipidsenkende Medikamente eingesetzt werden sollen, muß der Arzt in besonderem Maße den gesamten Gesundheitszustand des Patienten berücksichtigen, also z.B. ob etwa eine verminderte Funktionsfähigkeit der Leber oder Niere besteht oder welche anderen Medikamente eingenommen werden, die eventuell zu unerwünschten Wechselwirkungen mit den Lipidsenkern führen könnten.

6.9 Personen mit koronarer Herzkrankheit

Bei Patienten, bei denen bereits eine Herz-Kreislauf-Erkrankung vorliegt (z.B. nach Herzinfarkt, Bypass-Operation, bei Angina-pectoris-Symptomatik), besteht ein extrem erhöhtes Risiko für weitere koronare Ereignisse. In diesen Fällen ist eine besonders intensive ärztliche Betreuung und eine optimale Beeinflussung aller vorhandenen Risikofaktoren unbedingt erforderlich.

Zunächst ist zweifellos ein gesunder Lebensstil mit Gewichtsnormalisierung und konsequenter Ernährungsumstellung, Einstellen des Rauchens und angemessener körperlicher Betätigung von entscheidender Bedeutung für den weiteren Verlauf der Erkrankung. Häufig reichen diese Maßnahmen allein aber nicht aus, um das koronare Risiko auf das angestrebt niedrige Niveau zu senken, so daß vielfach zusätzliche Medikamente erforderlich werden.

Aufgrund zahlreicher Interventionsstudien ist es heute erwiesen, daß Patienten mit koronarer Herzkrankheit in besonderem Maße von einer intensiven Therapie der Fettstoffwechselstörungen profitieren. Eine Normalisierung der Serumlipide vermag das Fortschreiten der Arteriosklerose in den Herzkranzgefäßen mit Sicherheit zu verlangsamen, teilweise auch aufzuhalten oder sogar rückgängig zu machen (s. Kap. 3.2). Zielwert bei der sog. *sekundären Prävention* ist ein LDL-Cholesteringehalt unter 100 mg/dl (s. Tab. 2). Bei extrem hohen Ausgangswerten ist dieses Ziel unter Umständen nicht realisierbar. Dann sollte ein Zielwert von 130 mg/dl angestrebt werden. Zur Kontrolle sollten die Blutfette mindestens zweimal pro Jahr überprüft werden.

7. Prävention durch gesunde Lebensweise

In Deutschland ist ebenso wie in anderen Industrieländern die Mehrzahl der Krankheiten und Beschwerden auf nur wenige chronische Erkrankungen zurückzuführen, die alle in Zusammenhang mit ungünstigen Ernährungs- und Lebensgewohnheiten stehen. Hierzu zählen in erster Linie die beschriebenen Herz-Kreislauf-Erkrankungen, einige der häufigsten Krebsformen, Diabetes sowie chronische Krankheiten der Leber und anderer Verdauungsorgane. Durch eine entsprechende Umstellung von Ernährungs- und Lebensweise ließe sich die Häufigkeit all dieser Erkrankungen drastisch vermindern.

Wenngleich es sich um sehr unterschiedliche Krankheitsbilder handelt, so sind doch im wesentlichen immer dieselben Ernährungsfehler ausschlaggebend: Die Kost ist zu kalorien- und fettreich mit einem zu hohen Anteil an gesättigten Fettsäuren, zuwenig Ballaststoffen sowie zuviel Salz, Zucker und Alkohol. Dies bedeutet, daß die entsprechenden Ernährungsempfehlungen zur Prävention der verschiedenen ernährungsabhängigen Gesundheitsstörungen ebenfalls weitgehend übereinstimmen. Wer sich also im Hinblick auf Herz-Kreislauf-Erkrankungen richtig ernährt, leistet damit gleichzeitig einen entscheidenden Beitrag zur Vorbeugung der anderen ernährungsabhängigen Erkrankungen.

Die genannten Erkrankungen haben ihre Ursachen zweifellos nicht ausschließlich in der Ernährung. Bei ihrer Entstehung sind zahlreiche körpereigene und äußere Faktoren wirksam, und es ist kaum möglich, den ernährungsbedingten Anteil unter allen Einflußfaktoren mengenmäßig zu bestimmen. Dem Einfluß der Ernährung auf das Krankheitsgeschehen kommt jedoch auch nicht zuletzt deshalb eine sehr wichtige Rolle zu, weil gerade die Ernährung die wesentlichen Möglichkeiten zur Prävention dieser Krankheiten bietet.

7.1 Mediterrane Ernährung – Beispiel für gesunde Genießerkost

Die wichtigsten Grundsätze für eine gesunde und vollwertige Ernährungsweise lassen sich folgendermaßen zusammenfassen:

- Übergewicht vermeiden bzw. abbauen;
- regelmäßig und reichlich pflanzliche Lebensmittel aller Art als Hauptbestandteile der täglichen Kost verzehren;
- weniger tierische Fette und fettreiche tierische Lebensmittel verzehren;
- pflanzliche Öle bevorzugen;
- salzreiche Lebensmittel und Salzverbrauch einschränken;
- weniger Zucker und zuckerreiche Lebensmittel;
- Mäßigung beim Alkoholkonsum.

Die Empfehlungen stimmen weitgehend überein mit den Prinzipien für die lipidsenkende Kost (s. Kap. 5.1.1).

Diese Empfehlungen werden mit immer mehr und neuen wissenschaftlichen Erkenntnissen untermauert, ohne daß sich die Empfehlungen selbst in den letzten 20 Jahren grundlegend geändert hätten. Wurde vor Jahren der reichliche Verzehr von pflanzlichen Produkten in erster Linie wegen ihres hohen Gehaltes an Ballaststoffen sowie an Vitaminen und Mineralstoffen empfohlen, so haben in jüngster Zeit speziell Gemüse und Obst ebenso als Lieferant sekundärer Pflanzenstoffe (z. B. Antioxidantien) an Bedeutung gewonnen.

Alle laufenden Daten über die Ernährungssituation und ernährungsabhängige Erkrankungen zeigen jedoch auch, daß die Empfehlungen bisher nicht umgesetzt werden konnten und daß die Ernährungsgewohnheiten in Deutschland sich nicht entscheidend verbessert haben. Dies mag nicht zuletzt daran liegen, daß einer gesunden Ernährung vielfach das Image einer wenig schmackhaften Kost anhaftet, die einen Verzicht auf Freude am Essen bedeutet. Weit verbreitet ist die Meinung, daß gesunde Ernährung und genußvolles Essen einander ausschließen – ein gänzlich unbegründetes und häufig aus Unkenntnis resultierendes Vorurteil.

Die mediterrane Ernährungsweise beispielsweise stellt eine ausgezeichnete Möglichkeit dar, die genannten Ernährungsgrundsätze in eine geschmacklich attraktive Kost mit hohem Genuß- und Erlebniswert umzusetzen. Die traditionelle Ernährungsweise der Mittelmeerländer zeichnet sich durch ihren reichlichen Verzehr pflanzlicher Lebensmittel aus (s. Abb. 9). Pasta, Reis oder Polenta bilden zusammen mit einer Vielfalt an frischem Gemüse und Hülsenfrüchten zumeist die Hauptbestandteile der Mahlzeiten. Brot gehört grundsätzlich zu jeder Mahlzeit, und es wird ohne Butter oder Margarine gegessen. Auch frische Früchte aller Art finden sich täglich in der Alltagskost. Nüsse, Oliven, Knoblauch sowie eine Fülle frischer Kräuter runden die Palette der pflanzlichen Produkte ab. Die meisten Lebensmittel kommen frisch, je nach Saison und Region, und nur wenig verarbeitet auf den Tisch. Typisch für die mediterrane Kost ist insbesondere auch die reichliche und fast ausschließliche Verwendung von Olivenöl unterschiedlicher Geschmacksrichtungen.

Die Kost enthält zudem regelmäßig Milchprodukte, vornehmlich Sauermilchprodukte und Käse, während Sahne, Butter und Milch sich nur selten und in geringen Mengen auf dem Speiseplan finden. Fisch kommt eine weit größere Bedeutung zu als in Westeuropa. Fleisch dagegen wird nur selten und dann in geringen Mengen gegessen, dabei wird Geflügel gegenüber Rind- oder Schweinefleisch bevorzugt. Regelmäßig, aber maßvoll wird zu den Mahlzeiten Wein getrunken.

Der nur geringe Anteil an tierischen Lebensmitteln in der Ernährung bedeutet einen geringen Gehalt an gesättigten Fettsäuren und Cholesterin. Weil kaum gehärtete Fette verzehrt werden, ist die Aufnahme an Transfettsäuren ebenfalls sehr gering. Die überwiegende Verwendung von Olivenöl, welches den größten Teil des Gesamtfettes in der Nahrung liefert, führt zu einem hohen Anteil an Monoensäuren. Durch den hauptsächlichen Verzehr pflanzlicher Produkte hat die Kost einen hohen Gehalt an Kohlenhydraten und Ballaststoffen sowie an Vitaminen und Mineralstoffen. Außerdem werden durch viel frisches Obst und Gemüse reichlich Antioxidantien

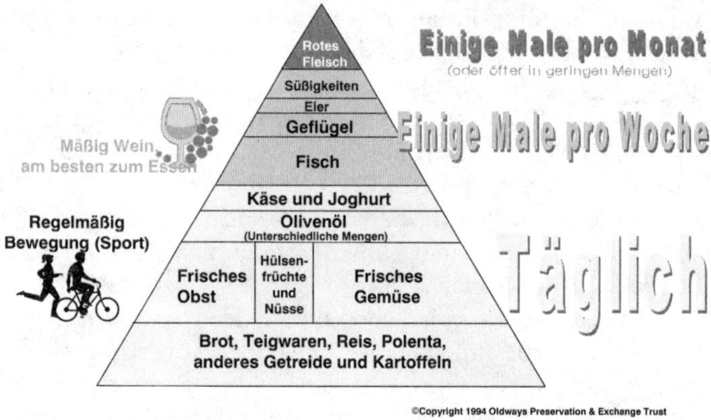

Abb. 9: Die traditionelle Mittelmeerkost-Pyramide

und andere sekundäre Pflanzenstoffe geliefert. Nicht zuletzt sind Salz- und Zuckergehalt geringer als in der westlichen Ernährung. Im Durchschnitt liefert die mediterrane Kost gleichzeitig weniger Kalorien, wiederum bedingt durch die reichliche Aufnahme kohlenhydratreicher Lebensmittel, die ja im Vergleich zu fettreichen Produkten wesentlich kalorienärmer sind.

Damit erfüllt die mediterrane Ernährungsweise alle Anforderungen an eine vollwertige Kost zur Deckung des Bedarfs an allen lebensnotwendigen Nährstoffen und zur Vorbeugung ernährungsabhängiger Erkrankungen. Zudem sprechen geschmackliche Vielfalt und Vorzüge zweifellos ebenfalls für ihren Wert und machen sie zu einem nachahmungswerten Beispiel auch für uns.

Zahllose Studien, u.a. die genannte *Sieben-Länder-Studie*, haben den Gesundheitswert der traditionellen mediterranen Ernährungsweise wissenschaftlich untermauert. Die beschriebene Nährstoffzusammensetzung wirkt sich günstig auf Herz-Kreislauf-Risikofaktoren, insbesondere Fettstoffwechselstörungen, Diabetes, Bluthochdruck, Übergewicht, und in der Folge auf die Raten an koronarer Herzkrankheit aus. Sie sind

Tab. 11: Todesraten an koronarer Herzkrankheit in Europa

Land	Sterbefälle je 100 000 Einwohner
Schweden	291
Dänemark	279
Großbritannien/Nordirland	267
Finnland	263
Deutschland	225
Italien	126
Griechenland	115
Portugal	92
Spanien	90
Frankreich	85

in den Mittelmeerländern deutlich niedriger als in West- und Nordeuropa (s. Tab.11). Aber auch die anderen ernährungsabhängigen Krankheiten treten im Mittelmeerraum im Vergleich zu West- und Nordeuropa seltener auf.

In der geschilderten Form ist die Kost typisch für die traditionelle mediterrane Ernährungsweise, wie sie insbesondere in Süditalien und Griechenland bis zu den 70er Jahren üblich war. In den letzten 20 Jahren ist jedoch in den Ländern der Mittelmeerregion in zunehmendem Maße eine Abkehr von dieser traditionellen Ernährungsweise und eine Änderung der Ernährungsgewohnheiten hin zu einer „Westernisierung" festzustellen. Damit einhergehend wird im Mittelmeerraum in den letzten Jahren ein auffallender Anstieg in der Häufigkeit ernährungsabhängiger Erkrankungen beobachtet.

7.2 Körperliche Aktivität

Zu einer gesunden Lebensweise gehört neben der richtigen Ernährung auch eine regelmäßige körperliche Betätigung. Sie hat – direkt oder indirekt – günstige Auswirkungen auf die meisten Risikofaktoren, vor allem auf Fettstoffwechselstörungen, Diabetes, Bluthochdruck und Übergewicht, und vermindert damit das koronare Risiko.

Neben dem Schutz vor koronarer Herzkrankheit bietet regelmäßige körperliche Aktivität weitere gesundheitliche Vorteile, z. B. ein verringertes Risiko von Osteoporose mit steigendem Alter, einen verbesserten Trainingszustand von Herz-Kreislauf- und Atmungs-System und der Skelettmuskulatur sowie ein gesteigertes Wohlbefinden.

Damit die körperliche Aktivität tatsächlich auf Dauer zu einem regelmäßigen Bestandteil der Lebensführung wird, muß sie Spaß machen, ohne großen Aufwand durchführbar sein und den individuellen Bedürfnissen gerecht werden.

Das Herz-Kreislauf-System wird in erster Linie durch *dynamische* Muskelarbeit trainiert. Dynamische Muskelarbeit bedeutet, daß sich bei der Muskeltätigkeit die Länge der beanspruchten Muskulatur ändert, der Spannungszustand der Muskeln bleibt gleich. Sportliche Tätigkeiten, bei denen möglichst große Muskelgruppen dynamisch belastet werden, führen zu einer Kräftigung des Herzmuskels. Die Blutmenge, die pro Herzschlag in den Körper gepumpt wird, wird größer, der Sauerstoffaustausch wird verbessert. Das gesamte Herz-Kreislauf-System arbeitet ökonomischer und mit mehr Ausdauer. Geeignete Aktivitäten sind z. B. Jogging, Schwimmen, Radfahren, zügiges Gehen (Walking), ausdauerorientierte Gymnastik, Tanzen, Skilanglauf, Rudern.

Im Gegensatz dazu sind *statische* Übungen (z. B. Krafttraining, Gewichtheben) nicht als Herz-Kreislauf-Training geeignet, sondern können sogar eine erhebliche Belastung für das Herz darstellen. Bei statischen Muskeltätigkeiten ändert sich der Spannungszustand des Muskels, nicht aber seine Länge.

Die Höhe der Belastung sollte abhängig gemacht werden vom Anstieg der Herzfrequenz, sofern diese nicht durch Herzmedikamente (z. B. Betablocker) beeinflußt ist, und von dem individuell empfundenen Gefühl der Anstrengung. Bevor mit einem Übungs- oder Trainingsprogramm begonnen wird, ist unter bestimmten Umständen die Durchführung eines stufenweisen Belastungs-EKG erforderlich. Auf diese Weise kann die Belastungsgrenze festgelegt werden, die ohne gesundheitliche Gefahren erreicht werden kann. Zu empfehlen ist dies bei allen Personen über 35 Jahren mit vorwiegend sitzender Lebensweise und bei Personen mit einem hohen koronaren Gesamtrisiko. Bei Patienten, die bereits unter koronarer Herzkrankheit leiden, ist ein Belastungs-EKG unerläßlich.

Bei gesunden Personen sind zur Bestimmung der Belastungsobergrenze etwa die folgenden Pulsfrequenzen angemessen, die jedoch nicht für Patienten unter Herzmedikation gelten:

Alter	Pulsfrequenz/Minute
20–29	115–145
30–39	110–140
40–49	105–130
50–59	100–124
60–69	95–120

Diese Werte entsprechen rund 60–75 % der altersbezogenen maximalen Leistungsfähigkeit. Werte über 60 % der Leistungsfähigkeit bedeuten, daß ein Trainingseffekt für Herz und Kreislauf erreicht wird. Um die individuell angemessene Belastungsintensität ermitteln zu können, muß die Pulsfrequenz unter Belastung bzw. unmittelbar danach kontrolliert werden.

Das Trainingsprogramm sollte mit einer 5–10minütigen Aufwärmphase mit Dehn- und Streckübungen beginnen. Es schließt sich die eigentliche Belastungsphase an, etwa 20–30 Minuten, in der die Pulsfrequenz-Zielwerte erreicht werden. Abschließend sollte während der 5–10minütigen Ausklangphase die Belastung allmählich abgebaut werden. Insbesondere bei körperlich nicht aktiven Personen mit überwiegend sitzender Lebensweise sollten Dauer und Intensität der Belastung anfangs niedrig sein und mit steigender körperlicher Belastbarkeit allmählich erhöht werden. Ideal ist ein Training gemäß dem genannten Regime 4–5mal pro Woche. Alternativ kann die Belastungsphase ausgedehnt werden auf 45–60 Minuten bei einer Häufigkeit von 2–3mal wöchentlich.

Personen mit einem hohen koronaren Risiko sollten, zumindest anfangs, nur unter ärztlicher Aufsicht trainieren. Für KHK-Patienten empfiehlt sich der Beitritt zu einer Herzsportgruppe, die von verschiedenen Trägerorganisationen (u.a. Sportbünde, Vereine) angeboten werden. Dort wird unter Anleitung speziell ausgebildeter Sportlehrer und unter ständiger ärztlicher Betreuung Sport getrieben.

Regelmäßige körperliche Betätigung ist grundsätzlich sowohl zur Primär- als auch zur Sekundärprävention zu empfehlen. Das Übungs- oder Trainingsprogramm sollte sich – unter Berücksichtigung der oben genannten Grundsätze – nach der individuellen Leistungsfähigkeit und nach den persönlichen Vorlieben richten. Falls notwendig, können die sportlichen Aktivitäten unter ärztlicher Aufsicht, sonst je nach Neigung individuell, im Sportverein oder einer Sportgruppe ausgeübt werden. In jedem Fall kann der einzelne damit einen wertvollen Beitrag für die eigene Gesundheit leisten.

Literaturhinweise

M. Bockisch (1993): Nahrungsfette und Öle. Stuttgart.

A. von Eckardstein, G. Assmann (1994): Neue Strategien bei der Diagnostik von Fettstoffwechselstörungen. *Mta* 9: 878–886 und 978–983.

International Task Force for Prevention of Coronary Heart Disease (1998): Coronary heart disease: reducing the risks. Principles and practice in primary and secondary prevention of coronary heart disease. A worldwide view. *Nutrition, Metabolism and Cardiovascular Disease* 8: 205–271.

P. Schwandt, W. O. Richter (1998): Fettstoffwechselstörungen. 2. Auflage, Stuttgart.

P. Schwandt, W. O. Richter (1995): Handbuch der Fettstoffwechselstörungen. Stuttgart, New York.

U. Wahrburg, G. Assmann (1998): Fettstoffwechselstörungen, Herz und Kreislauf. In: H. K. Biesalski, P. Fürst, H. Kasper, R. Kluthe, W. Pölert, C. Puchstein, H. Stähelin (Hrsg.): Ernährungsmedizin. 2. Auflage, Stuttgart, 376–396.

C. Wenk, R. Amadò, M. Dupuis (1997): Fett in Nahrung und Ernährung. Stuttgart.

Abbildungsnachweis

Die Abbildungen 2 und 3 wurden mit freundlicher Genehmigung der *Informationsgemeinschaft Olivenöl*, München, entnommen aus der Broschüre: Olivenöl – ein gesundes Nahrungsmittel, Hamburg 1990.

Register